JN336498

看護師版【統合失調症患者】心理教育プログラムの基礎・実践・理論

看護実践研究、質的・量的研究の成果

神戸常盤大学保健科学部看護学科教授
松田光信 著
聖路加看護大学看護学部看護学科教授
田代順子 協力
久留米大学医学部精神神経科学教室准教授
前田正治 協力

KINPODO

本書に寄せて

　本邦で，統合失調症の家族や当事者に対する心理教育が注目を集めたのは1990年代である。キャロル・アンダーソン女史の書いた「分裂病と家族（鈴木浩二ほか訳）」の出版はその嚆矢となった。そして，それから20年近くが経とうとしているが，現状はどうであろうか。たしかに現在，心理教育の名は浸透し，以前に比べると統合失調症の診断や治療に関する情報のシェアリングはある程度進んだと思う。これはもちろん病名変更やインフォームドコンセントの普及，あるいはインターネットなど情報媒体の進歩も大きい。

　しかしながら，手放しで喜べる現状では決してない。あいかわらず多くの統合失調症患者が，自らの病について，あるいはその治療について十分な情報を提供されておらず，乏しい理解にとどまっている。心理教育は，統合失調症に限らずほとんどの精神疾患の治療ガイドラインのいつもファーストラインにある。それにも関わらず，とりわけ統合失調症のような慢性障害をきたす疾患の心理教育さえあまり普及していないのはどうしてだろうか。

　私はその理由の大きな一つに，心理教育は医師が行うべきものという考えが流布していることにあると思う。たしかにインフォームドコンセントは，医師が主体となって行うべきことである。しかし，心理教育は単なるインフォームドコンセントではない。心理教育は患者の認知や行動の変化を目指す重要な治療アプローチの一つであるし，患者の自律性や自己効力感を育む技法でもある。当然，医師以外のスタッフもまた心理教育に習熟する必要がある。私は，とくに看護職の果たすべき役割が大きいと考える。

　実際，身体治療領域での患者教育は，もっぱら看護スタッフが中心になって行う事が多い。同様に，統合失調症を患う当事者への心理教育もまた，医師よりむしろ看護スタッフがリーダーシップを取って行うことのメリッ

トは大きい。たとえば医師は相対的に数が少なく，心理教育に時間をあまりかけることができない。また医師が行うとどうしても権威的になりやすく，患者との自由闊達なやり取りが行いづらいこともある。なにより看護スタッフは患者にもっとも身近で，投薬行為に関わる事も多く，患者の生活全般の援助者として心理教育のリーダー的役割を担うことは理にかなっている。

　私は，長く統合失調症当事者への心理教育に関わってきた。しかしながら，看護領域で積極的に心理教育に関わろうという気概を持つ人が少なく，歯がゆい思いがあった。そのような中で，本書の著者たる松田氏に出会えたのは望外の喜びであった。一読して分かるとおり，本書は一貫して学際的な立場で書かれている。しかし一方で，氏は常に臨床現場で患者とともにあった。つまり本書は，氏が臨床現場で勤務する傍らで論考した結果でもある。本書を読んだ読者は，机上の空論・粗論に終わらない考察の深さを読み取る事ができるだろう。頑固一徹な著者の心意気が伝わってくるような書でもある。

　平成 20 年 9 月 26 日

　　　　　　　　　　　　　久留米大学医学部精神神経科学教室　前田正治

まえがき

　地域精神医療を推進する時代の流れの中で，精神科にもようやく在院日数短縮化の波が打ち寄せて来た。このような時代にあっては，精神医療を支える私たち看護師に，患者の短い入院期間中にどのような看護が提供出来るのか，それは患者にどのような利益をもたらすのか，という看護実践の質と成果が要求される。看護の立場からこの課題に立ち向かうには，従来の看護を今一度見直し，そこに何かを付加した積極的かつ戦略的な実践が必要であろうと考える。

　しかし，それとは別に，臨床で繰り広げられる看護は，画一化または形式化，そしてマニュアル化することを志向し，現場の看護師はその決められた型を遵守することに時間やエネルギーを奪われていることが多いように思われる。そこには，私が看護を志した頃も今も変わらずこだわっている，目の前にいる患者と真正面から向き合って彼らの経験世界を知ろうとする姿勢や，言葉や態度を駆使して彼らの不安や苦悩を軽減しようとする姿勢から，どんどん異なる方角へと向かう看護師の活動があるように映るからである。そもそも私の考えは間違っているのだろうか，古いのだろうか，流行り後れなのだろうか，と度々考えさせられる。

　本書で紹介する看護師版心理教育プログラムは，患者と真正面から向き合い彼らの経験世界を理解し共に考えようとする運営者の姿勢を基盤に繰り広げられるグループ活動であり，看護の立場から提案する心理社会的アプローチの一形態である。

　この本の基になるのは，私が博士課程で田代順子先生に学んだ基盤教育と先生のご指導を受けて完成させた博士論文である。私の博士論文は，精神疾患と共に生きる人々の生活を看護の立場から積極的に支えたい，また，

看護師としてそれができる力量を身に付けて精神医療の現場改革をしたいという，良く言えば私の中の純粋さから，悪く言えば，単純さや自惚れを原動力にして計画を開始した．当初の手がかりは，臨床を支える看護師の方々の声と私の臨床経験そして臨床感覚だけであったが，現時点での精神医療の実情を知れば知るほど，看護師だけでも運営可能な心理教育プログラムを作る必要があると思う気持ちは強められた．しかし，いくら調べても心理教育の運営は，多職種で行うことが標準とされており，私の考えは今の時代に逆行しているのだろうかと落胆することさえあった．その頃，心理教育の第一人者である前田正治先生と出会い，ご助言やご指導を頂き始めたことを機に，私が失いそうになっていた看護師が行う心理教育プログラムへのこだわりを，もう一度持ち続けるに必要な力を与えていただいた．

　看護師版心理教育プログラムは，特にマンパワー不足を理由として，多職種のチームによる標準的な心理教育が導入できずに葛藤している看護師の方々に向けて開発したものである．このプログラムは，葛藤の毎日であった精神科看護を経験してきた私の中にある，精神医療の第一線で懸命に活動されている看護師の方々に潰れないでほしいという願いと，その真剣な姿勢を維持し続けてほしいという願いを包含したものでもある．

　本書の内容は，Chapter1 基礎編，Chapter2 実践編，Chapter3 理論編の三部構成とした．
　Chapter1 では，精神科リハビリテーションや心理教育の概要について，可能な限り簡潔にまとめた．Chapter2 では，看護師版心理教育プログラムを運営するための事前準備や，心理教育に使用するテキストの内容をどのように解説すればよいかを具体的に例示した．Chapter3 では，看護師版心理教育プログラムを受けた患者が服薬と病気を受け止める過程を，質的・量的な研究アプローチによって創出した中範囲理論を紹介した（この部分が，私の博士論文の中核に相当する）．
　心理教育を運営する上で大切なことは，そこに参加する患者を運営者の

枠にはめ込もうとせず，患者が繰り広げる自然な語らいを大切にしてそれに沿うことであろうと考える．なぜならば，患者同士あるいは患者と看護師の間の相互作用で成り立つ心理教育は，予測し得ないものごとの連続であり，その日，その時，その場所で具体的な内容は異なるという前提があるからである．したがって，運営者が一つの解説方法にとらわれてしまうと，本書が目指す心理教育とはかけ離れた運営をすることになる．その意味で，Chapter2 で紹介したパンフレットの解説方法は，読者の方々がイメージしやすくするために書いたほんの一例であることをご理解いただき読み流していただきたい．

　本書で提案する看護師版心理教育プログラムは，数多くある心理教育プログラムの一つであり，多職種チームによる心理教育プログラムを否定したり，それに対抗したりするものではない．このプログラムの導入をきっかけにして，多職種チームによる心理教育へと発展したり，日々の看護活動の質的向上に繋がれば嬉しく思う．また，心理教育について熟知しておられる方々や職業的背景の異なる他職種の方々には，本書の内容に疑問を抱かれるかもしれない．様々なご指摘も含めてご意見やご助言がいただければ幸いである．

　　平成 20 年 9 月 26 日

　　　　　　　　　　　　　　　　　　　　　　　　　　松　田　光　信

目　次

CHAPTER1
基　礎　編

I. 精神科リハビリテーションと心理教育　1

II. 心理教育における重要概念　4

A 看護におけるエンパワーメント　4
　1 | エンパワーメントとは何か　4
　2 | エンパワーメントの属性と定義　6
　3 | エンパワーメントの先行要件　6
　4 | エンパワーメントの帰結　6
　5 | エンパワーメントの概念の広さ　12
B 精神疾患患者とアドヒアランス　15
　1 | アドヒアランスとは何か　15
　2 | アドヒアランスのモデル　16
C 心理教育とエンパワーメント・アドヒアランスの関連　18

III. 心理教育の概論　21

A 心理教育の経緯　21
B 心理教育とは何か　21
　1 | 精神疾患患者本人に対する心理教育とは　21
　2 | 精神疾患患者の家族に対する心理教育とは　21

3｜本書における心理教育の定義 …………………………………… 22
C　心理教育の対象と目的 ………………………………………………… 22
　　1｜相違性 …………………………………………………………… 22
　　2｜共通性 …………………………………………………………… 23
D　心理教育と患者教育の違い …………………………………………… 24
E　心理教育とSSTの違い ……………………………………………… 25
F　患者本人を対象にした心理教育に関する研究の動向 ……………… 26
　　1｜患者本人に対する単一プログラムの評価研究 ……………… 26
　　2｜複合プログラムの評価研究 …………………………………… 27

CHAPTER2
実　践　編

Ⅰ．看護師版心理教育の実践手順　　29

A　看護師版心理教育プログラムの考え方 …………………………… 30
B　看護師版心理教育プログラムの特徴 ……………………………… 31
　　1｜内容の特徴 ……………………………………………………… 31
　　2｜プログラムの構造 ……………………………………………… 32
C　看護師版心理教育の実践前・中・後のポイント ………………… 33

・実践前のポイント・
　　1｜会場準備 ………………………………………………………… 33
　　2｜必要物品と数 …………………………………………………… 34
　　3｜参加者の情報収集 ……………………………………………… 34

・実践中のポイント・

1｜プログラムの流れを明確にしておく ················· 35
　　2｜実施者の姿勢 ································· 35
　　3｜実施者の諸注意 ······························· 35
　　4｜実施者（リーダー）としての介入技術を用いる ········· 36

・実践後のポイント・
　　1｜参加状況報告書 ······························· 41
　　2｜チームアプローチ依頼票 ························· 41
　　3｜グループ学習会評価ノート ······················· 41

【参考資料】『薬の作用と副作用について』編
　　1｜精神安定薬 ··································· 42
　　2｜抗不安薬 ···································· 43
　　3｜抗うつ薬 ···································· 43
　　4｜睡眠薬 ······································ 44
　　5｜抗パーキンソン薬 ····························· 44

Ⅱ．テキストの解説方法　　　　　　　　　　　　　　　　45

第1回目　心の病気の症状について　　　　　　　　　　　45
　　1｜グループ学習会の進め方 ························· 47
　　2｜参加上のルール ······························· 47
　　3｜コミュニケーションを良くするためのポイント ········· 47
　　4｜自己紹介 ···································· 47

第2回目　心の病気とストレスの関係について ············· 51

第3回目　薬の作用と副作用について ··················· 57

第4回目　健康的な生活を送る方法について ············· 63

CHAPTER3
理 論 編

Ⅰ．研究の目的と目標	74
Ⅱ．研究の前提	75
Ⅲ．研究の概念枠組み	78
Ⅳ．研究デザイン	79
Ⅴ．研究上の問いと仮説	81
A 研究上の問い	81
B 仮　説	81
Ⅵ．研究の方法	82
A 「プログラム評価票」の内容とデータ収集方法	82
1｜質的アプローチによる方法	82
2｜量的アプローチによる方法	83
B データ分析の方法	83
1｜質的データの分析（帰納的分析）	83
2｜量的データの分析（統計解析）	84

| C | 倫理的配慮 …………………………………………………………… 84

VII. 結　果　　　　　　　　　　　　　　　　　　　　85

| A | 看護師版心理教育プログラムに参加した対象者の特性 ……………… 85
　　1 | 人口統計学的データ ……………………………………………… 85
　　2 | 臨床的データ …………………………………………………… 86
　　3 | グループ学習会の実施グループ数とグループサイズ ………… 86
| B | 統合失調症患者の服薬と病気の受け止めの過程（質的研究） ……… 87
　　1 | プロセスの概要 ………………………………………………… 87
　　2 | グループ学習会に参加する前：
　　　　重要カテゴリー【誇りを傷つけられる】…………………… 90
　　　　　【誇りを傷つけられる】　90
　　　　　【普通の生活に戻れない病気】　93
　　　　　【薬に対する疑念と恐怖】　96
　　　　　【医療者・家族への不信】　101
　　　　　【不十分な一般的・形式的説明】　102
　　　　　小　　括　103
　　3 | グループ学習会に参加した後：
　　　　重要カテゴリー【説明の納得的理解と体験の融合】……… 104
　　　　　【説明の納得的理解と体験の融合】　106
　　　　　【医療者・家族への信頼】　107
　　　　　【薬に対する信頼】　108
　　　　　【服薬しながら普通の生活を維持・守る】　112
　　　　　【普通の生活が出来る病気】　114
　　　　　【病気をもちながら生きる】　118
　　　　　【退院に向けての心構え】　123
　　　　　【退院に向けての気がかり】　127
　　　　　小　　括　128
　　4 | 『服薬と病気の受け止めの種類』……………………………… 129

5 | コアカテゴリー:【悲観と楽観の彷徨】……………………… 129
6 | グループ学習会の構成要素…………………………………… 130
　　【孤独感の軽減】　131
　　【運営者に対する信頼】　132
　　【充実した時間】　133
　　小　括　134

C 心理教育を受けた患者の知識および精神症状の変化（量的研究）…… 135
1 | グループ学習会が患者の服薬と病気の知識に及ぼす影響……… 135
2 | グループ学習会が患者の精神症状に及ぼす影響………………… 137
3 | 患者の服薬および病気の知識と精神症状との関係……………… 140
4 |「服薬と病気の知識」および「精神症状」に影響する要因の分析…… 140

Ⅷ. 考　察　143

A 全体の考察………………………………………………………… 143
1 | 納得しないままに始まる治療を受けるとはいかなるものか…… 144
　　【誇りを傷つけられる】とは　144
　　精神疾患患者と身体疾患患者の病気の受け止めの相違　147
2 | 病気や治療に関わる認識を変化させる情報とはいかなるものか…… 149
　　【説明の納得的理解と体験の融合】とは　149
　　【悲観と楽観の彷徨】とは　152
3 | グループ学習会が患者の服薬と病気の知識ならびに
　　精神症状に及ぼす影響………………………………………… 154
　　服薬と病気の知識に及ぼす影響はいかなるものか　154
　　精神症状に及ぼす影響はいかなるものか　156

B プログラムの評価………………………………………………… 159
1 | 情報提供の内容………………………………………………… 159
2 | グループの構造………………………………………………… 160
3 | 運営者の姿勢…………………………………………………… 162

|C| 研究の限界と今後の課題……………………………………… 164
|D| 精神看護学への提言…………………………………………… 165

巻末資料
　健康な生活を送るためのグループ学習会パンフレット
　心理教育を行う看護師のためのプログラム運営用マニュアル

あとがき……………………………………………………………… 223
索　引………………………………………………………………… 226

CHAPTER 1

基 礎 編

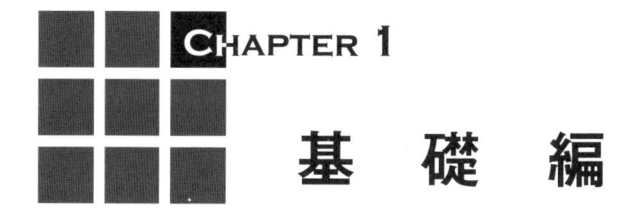

I. 精神科リハビリテーションと心理教育

時代は地域精神医療へ

　わが国の精神医療施策は，ノーマライゼーションの理念に基づいて長期入院医療から地域医療へ，すなわち医療モデルからQOLモデルへと構造転換し，精神疾患患者の慢性化と長期入院を防ぐシステムの構築を目指している（藤村ら，1998；平田，2004）。

　また，今日の精神医療は，生物・心理・社会的アプローチを基盤として展開され，生物的アプローチの代表的な精神科薬物療法と，心理・社会的アプローチの代表的な精神科リハビリテーションを組み合わせることにより，相互に補完しあいより良い成果を患者にもたらそうとしている。

精神科リハビリテーションとは

　精神科リハビリテーションとは，精神疾患をもちながら生活する患者の"いま"の健康な側面に光を当てて，患者が社会生活を送るために必要な"生活力"を引き出すことをねらう包括的なアプローチの総称であり，幅広い概念でもある。したがって，精神科リハビリテーションは，精神疾患の改善を目指す生物学的な精神科治療そのものとは異なる立場をとり，精神疾患をもつ患者の生活力の向上，あるいは，エンパワーメントすることを目指すのである。

二極化する患者

　現在，日本の精神医療機関に入院している患者の特徴は，短期入院患者と長期在院患者，すなわち急性期患者と慢性期患者に二極分化していることである。したがって，精神科リハビリテーションもこの二極化現象に対応できなければなら

ず，患者が急性期であるか慢性期であるかといった病気のステージに合わせて実践されなければならない。なぜならば，病気のステージによって患者に現れる症状や病態像が著しく異なるからである。そして，慢性期の精神科リハビリテーションは，患者が地域生活を送るのに必要な技能を獲得して入院生活から脱却することを目指し，急性期の精神科リハビリテーションは，限られた入院生活の中で，患者が再発予防の重要性を理解して生活力を向上できるように目指すことになる。

社会生活技能訓練と心理教育

　精神科リハビリテーションのうち，主に慢性期患者を対象とするものとして広く認知されているものが，Liberman, R. P.（1988）による社会生活技能訓練（social skills training: SST）であり，これは慢性期の精神疾患患者が，長期入院によって失った生活能力の再獲得を目指す心理社会的治療として定着し，その効果を上げてきた（内野，1995；前田，2003）。一方，急性期患者に対しては，1997 年に新設された精神科急性期治療病棟の果たす役割に期待が寄せられている。この病棟には，患者を 3 カ月以内に退院へと導くことを目指す役割が課せられているため，それには，患者が再発防止に向けて精神症状を自己管理するための，個人あるいは集団に対するアプローチを併用した積極的な治療と教育的要素をもつリハビリテーションが不可欠である（藤村ら，1998；浅井，2001）といわれている。そこで，近年では，心理教育が注目されているが，現在のところ，全国的な普及と定着には至っていない。

心理教育と背景

　この心理教育は，1996 年世界精神医学会（World Psychiatric Association: WPA）が発足した統合失調症に対するスティグマおよび差別と闘う世界的プログラム（2002）や，米国で発表された統合失調症の治療に関するエキスパートコンセンサスガイドライン（McEvoy ら，1999）の中で，統合失調症の治療方法の一つとして位置づけられている。また，これは，インフォームド・コンセントや患者の権利擁護の流れを受けており（前田，1997；池淵，2002；富田ら，2002），単に情報や対処方法を伝達するに留まらず患者やその家族の主観的側面を重視（白石，1999）し，患者の自律性を最大限に生かす治療的行為（前田，1997）といえるものである。特に，急性期医療で行われる心理教育は，急性期リハビリテーションの一つの戦略（藤村ら，1998）であり，今後長期にわたって付き合うこ

とになる病気や薬と出会う機会を提供する（富田ら，2002）という観点から，精神疾患患者のエンパワーメント効果が期待できる極めて重要な心理社会的治療の一つだといえる。また，筆者らの調査によると，精神科急性期治療病棟に入院中の6割以上の患者が服薬に関する情報提供を求めていたことから，現実的かつ適切な方法で患者本人に対する心理教育を実践すれば，患者は自らの心身の健康に関心をもち，服薬と病気を受け止めるようになり，その結果，再発予防につながるのではないかと期待できる。

本書における心理教育の位置づけ

　本書で紹介する心理教育は，精神科リハビリテーションの一手段であり，患者のエンパワーメントとアドヒアランスの向上を目指す看護介入と位置づけられるものである。近年，医療の分野では，エンパワーメントやアドヒアランスという用語に慣れ親しんで使用しているが，この概念は抽象的かつ複雑であるために，医療者間でさえさまざまに理解され，誤解を生むことがある。そこで，本題に入る前に，本書で紹介する心理教育が目指すエンパワーメントとアドヒアランスについて，若干の概念規定をしておきたい。

Ⅱ. 心理教育における重要概念

A 看護におけるエンパワーメント

1 エンパワーメントとは何か

　エンパワーメントという概念は，保健・医療・福祉分野のみならず，心理学，教育学，さらには社会学のように人間を対象とした学問分野でも広く用いられているが，今のところ統一された定義がない（和田ら，2002）。また，保健・医療・福祉の分野に限定しても，その概念の理解には相違が存在する（日野原ら，2002）といわれる程に，非常に複雑な概念でもある。けれども，本書で紹介する心理教育が，患者をエンパワーメントする一手段である以上，少なくとも本書におけるエンパワーメントの概念を規定しておく必要があろう。

　そこで，Rodgers（2000）が提唱する概念分析の方法を参考にして，エンパワーメントという概念の分析（概念分析）を行った。ただし，ここで行った概念分析は，広範囲に渡る文献を分析したものではないことから，ミニ・概念分析だと理解していただきたい。

　分析に先立ち，まずは，"empowerment"または"エンパワーメント"というキーワードが使用されている文献を検索した。文献検索には，CINAHL，PubMed，医学中央雑誌を中心としたデータベースを用いた。そして，海外文献と国内文献のリストに分けた文献リストを作成し，重複している文献は一編のみをリストに残した。また，作成した文献リストは，看護学領域，医学領域，心理学領域，社会学領域に分類し，それぞれの領域からランダムに30文献選定して分析対象にした。しかし，入手不可能な論文と入手できた論文であってもエンパワーメントについてほとんど触れられていない論文に関しては対象外とした。結果，今回使用した論文は，海外文献6件，国内文献33件，合計39件とした。

　それぞれの文献は，定義*，属性*，先行要件*，帰結*の項目に沿って内容を

＊定義とは，各々の文献の著者が記述している定義そのもの
＊属性とは，エンパワーメント過程における独特の性質
＊先行要件とは，エンパワーメント過程における必要な条件

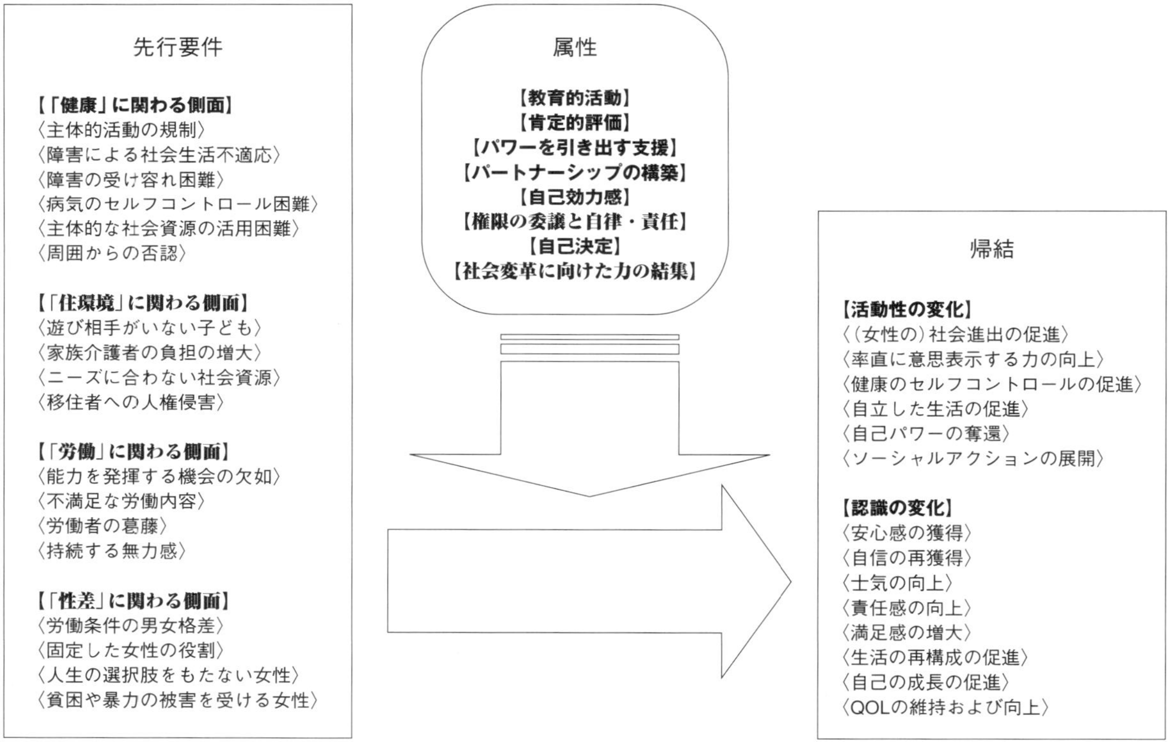

Ⅱ．心理教育における重要概念　5

先行要件

[「健康」に関わる側面]
〈主体的活動の規制〉
〈障害による社会生活不適応〉
〈障害の受け容れ困難〉
〈病気のセルフコントロール困難〉
〈主体的な社会資源の活用困難〉
〈周囲からの否認〉

[「住環境」に関わる側面]
〈遊び相手がいない子ども〉
〈家族の介護の負担の増大〉
〈ニーズに合わない社会資源〉
〈移住者への人権侵害〉

[「労働」に関わる側面]
〈能力を発揮する機会の欠如〉
〈不満足な労働内容〉
〈労働者の葛藤〉
〈持続する無力感〉

[「性差」に関わる側面]
〈労働条件の男女格差〉
〈固定した女性の役割〉
〈人生の選択肢をもたない女性〉
〈貧困や暴力の被害を受ける女性〉

属性

[教育的活動]
[肯定的評価]
[パワーを引き出す支援]
[パートナーシップの構築]
[自己効力感]
[権限の委譲と自律・責任]
[自己決定]
[社会変革に向けた力の結集]

帰結

[活動の変化]
〈女性の社会進出の促進〉
〈率直に意思表示する力の向上〉
〈健康のセルフコントロールの促進〉
〈自立した生活の獲得〉
〈自己パワーの奪還〉
〈ソーシャルアクションの展開〉

[認識の変化]
〈安心感の獲得〉
〈自信の再獲得〉
〈士気の向上〉
〈責任感の増大〉
〈満足感の増大〉
〈生活の再構成の促進〉
〈自己の成長の促進〉
〈QOLの維持および向上〉

図 1-1 「看護におけるエンパワーメント」の概念モデル

抜粋し，文献リストに入力した。そして，項目毎に内容を質的に分析して整理した。

分析の結果，エンパワーメントの属性と定義，先行要件，帰結は，以下に述べたとおりである。また，分析結果に基づいて，エンパワーメントの概念を看護現象に引き寄せた一つのモデルを提示した（図1-1）。

2 │ エンパワーメントの属性と定義

文献検討の結果，「エンパワーメント」の定義を著者が定義づけしているものはわずか1件であり，その他の論文には定義が明確に記述されていなかった。そこで，内容からエンパワーメントに関わる属性を分類したところ，【教育的活動】【肯定的評価】【パワーを引き出す支援】【パートナーシップの構築】【自己効力感】【権限の委譲と自律・責任】【自己決定】【社会変革に向けた力の結集】の8カテゴリーが抽出された（詳細は，表1-1を参照）。

これらのカテゴリーによると，エンパワーメントには必ず他者が存在していること，そしてただ単に喪失した力を奪還することに留まらず，倫理的要素も含む広い概念であるといえる。

3 │ エンパワーメントの先行要件

先行要件としては，【「健康」に関わる側面】【「住環境」に関わる側面】【「労働」に関わる側面】【「性差」に関わる側面】という4つのカテゴリーが抽出された（詳細は，表1-2を参照）。

これらのカテゴリーによると，エンパワーメントが必要になる先行要件には，個人レベルの問題から広く社会レベルにまで及ぶ問題が存在することがわかる。

4 │ エンパワーメントの帰結

エンパワーメントによってもたらされる結果，すなわち帰結は【活動性の変化】と【認識の変化】という2つのカテゴリーとして抽出された（詳細は，表

＊帰結とは，エンパワーメント過程における成果（アウトカム）

1-3 を参照)。

　これらのカテゴリーによると，エンパワーメントは人々の認識の変更のみならず行動の変容をもたらすものであると考えられた。

表 1-1　属性

種　　類	出　　典
【教育的活動】	PTA 活動や行事を通じて教育問題に関わる親への啓蒙活動を行ったり，パソコン教室や日本語教室のように移住者にとって魅力あるプログラムを提供している（小ヶ谷ら 2001）という内容が含まれた。
【肯定的評価】	久木田の定義を用いて潜在能力，能動性，強さ（strength）など人間の肯定的な側面への着目を特徴（下山田ら 2002）とする内容が含まれた。
【パワーを引き出す支援】	生徒との個別相談（カウンセリング），教員とのコンサルテーション，危機介入に対する迅速かつ適切な介入（元永ら 2003）が，介護者自身の持っている力を発揮し問題解決が図れるようにサポートすること（今井 2003）が含まれた。Solomon の定義によれば「スティグマを押さえつけられた集団に属しているという理由で経験してきた差別的待遇によって，クライエントが無力な状態（powerlessness）に陥っている場合に，そうした状態を改善する目的で行われる一連の活動に対して，ソーシャルワーカーや他の援助専門職がクライエントと共に関与するプロセス」（稲沢 2003）であり，「本当は力を持っているのに性別によってあるいは抑圧によって力を奪われている人が，自分の手に力を取り戻す，奪還する」こと（井上 2004），これまでの体験の中では開発されてこなかった能力を向上させていくこと（熊谷 1995）という内容が含まれた。
【パートナーシップの構築】	「エンパワーメントを個人が生活状況を向上するようにアクションすることができるというよりも個人の人間関係あるいは政治パワーの向上のプロセスである（Gutierrez）」という定義の引用（Rapp ら 1993）や，「エンパワーメントは自分と他者を認めるパートナーシップにおいてなされる（Rodwell）」（岡田ら 2004）によって説明され，また，断酒会は依存症になった過程などを語り聴くことのできる例会（田所 2004）であるという内容が含まれた。

【自己効力感】	一般就労や過渡的雇用によってスティグマが軽減し，社会とのつながりが促進されることにより，自己効力感が強化されエンパワーにつながる可能性があり（廣江 2003），一方，心理学的エンパワーメント研究では「自己効力感」や「内発的動機づけ」の増大に着目する（野津 2001）ことが含まれた。
【権限の委譲と自律・責任】	権限付与や権限分散によって，自分の関わったことに責任が生じ（坂本 2003），それは単なる現場従業員への権限委譲ではなく，自らの知識と経験から問題解決が可能となるようなより大きな自律性が与えられること（浜田 1999）が含まれた。
【自己決定】	「ケア対象者の権利や自己決定を尊重すること，さらに，その人自身が持てる力を発揮し，その人が目指すことを可能ならしめる」という野嶋の定義や，「高い教育や学歴をもつことではなく，自分の人生を自分で選択し，自分らしく生きるための「自己決定権」を持つ力，また一人ひとりの個人が社会のなかで，「個の尊厳」を保てるようにする力。」とする川橋（2000）の定義が含まれた。
【社会変革に向けた力の結集】	人がまわりの環境を改善し，自分で自分の生活をコントロールできるように，対人的，社会経済的，政治的なパワーを増大させる過程（津田 2003）であり，Guiterrezの定義を用いて「エンパワーメントを"人間関係上のプロセス，あるいは個人が彼らの生活状況を向上するためにアクションすることができる政治上のパワー」であること（Miller ら 1996）が含まれた。また，参加者のパワーは人々との連結からくると表現され，ヘルスケア専門職も重要な資源として考慮されている（Mok 2001）ことから，個々の看護師の力を結集してチームのパワーアップを図り，医師との関係において看護職としての力量を発揮しつつ患者ケアに取り組んでいくこと（近澤 1996）が含まれた。

※【 】はカテゴリー

Ⅱ．心理教育における重要概念　9

表 1-2　先行要件

種　　類	種　類　と　出　典
【「健康」に関わる側面】	長期入院の患者は，単調な生活を送り将来の自分に向かう自発的な行動が少なく，受身的な姿勢を感じさせる（八崎ら 2001），利用者は権限をもった専門家に依存せざるを得ない存在となるため，さらに依存的になるという悪循環が繰り返される（津田 2003）とする〈主体的活動の規制〉，精神障害者の場合は精神症状や対人関係の障害など種々の障害が認められ，これらが社会生活の妨げになっている（畑ら 2004）とする〈障害による社会生活不適応〉，受障前に障害者へのマイナスの感情が強ければ強いほど，その価値を転換することが容易でない（武田ら 2003）とする〈障害の受け容れ困難〉．
【「健康」に関わる側面】	入院すると良くなるが，退院するとコントロールができない 1 型糖尿病のコントロール不良患者（石井 2004），自覚症状がなく病気に無関心な患者（清野ら 2003）のような〈病気のセルフコントロール困難〉，障害者が自分だけの力では必要な社会資源やサービスを活用することが困難な場合がしばしばある（黒田 2002）とする〈主体的な社会資源の活用困難〉，そしてアメリカ人は物質濫用やうつ病については受け入れるが，他のタイプの精神病を認めたがらない（Hess ら 2001）とする〈周囲からの否認〉が挙げられた．
【「住環境」に関わる側面】	少子化の影響で子どもたちに遊び相手がいないという大変な問題（役重 2001）のように〈遊び相手がいない子ども〉，精神障害者をもつ多くの家族は未来を志向することができないほどに慢性的な悲嘆の中にある（八重ら 2004）という〈家族介護者の負担の増大〉，精神障害者にとっては障害年金だけでは生活費を賄えない現実がある（中野 2003）とする〈ニーズに合わない社会資源〉，移住者コミュニティの形成を阻害されてディスエンパワーされた移住者が多い（小ヶ谷ら 2001）とする〈移住者への人権侵害〉が挙げられた．
【「労働」に関わる側面】	精神障害者授産施設では，福祉的就労として一般労働とのギャップを必要以上に強く感じることがあり（廣江 2003），また農村女性は個々の家族の生活の中では影響力が発揮される場面が多々あるとしても，経営や地域社会における意思決定からは遠い存在である（熊谷 1995）とする〈能力を発揮する機会の欠如〉，入院患者による看護の満足度調査結果は高い評価を得ているにもかかわらず，看護師自身は満足感が得られずパワーレスに陥っている（高村ら 2001）とする〈不満足な労働内容〉，糖尿病患者は病院に行きさえすれば

	治ると思っているが医師から「あなたが食事の管理をしなければならない」といわれて不満が残り，医師も指示が実行されないという印象をもち，両者に不満やフラストレーションが残る（石井 2004）とする〈労働者の葛藤〉，看護師は患者に真実を知らせたいと思いながらも医師の方針には逆らえないという無意識に組み込まれた行動規範による判断が働き葛藤が生じる（近澤 1996）という〈持続する無力感〉，が挙げられた。
【「性差」に関わる側面】	出産時期に仕事を中断するという女性のスタイル，管理職への登用が遅れ，年齢が高くなるほど男女の賃金格差が開く（川橋 2000）という〈労働条件の男女格差〉，女は家庭というジェンダー役割が相変わらず固定している社会である（松井 1996），兼業化が進み，
【「性差」に関わる側面】	一家の大黒柱が外に勤めに出るようになってその負担が一気に女性の肩にのしかかる（役重 2001）とする〈固定した女性の役割〉，開発途上国では，経済構造調整によって強制的な不妊手術や避妊薬の接種が行われ，女性たちは新薬の実験台になっている（長沖 1995）とする〈人生の選択肢をもたない女性〉，女性や子どもの人身売買がアジアでも広がっている（松井 1996），殴る蹴るだけでなく生活費がもらえない DV 被害者（井上 2004）という〈貧困や暴力の被害を受ける女性〉が挙げられた。

※【 】はカテゴリー，〈 〉はサブカテゴリー

Ⅱ．心理教育における重要概念　11

表1-3　帰結

【活動性の変化】	女性たちが自ら収入源を確保するためにリサイクル活動やマッサージなどのスモールビジネスをはじめる（小ヶ谷ら2001），女性の実力が「農村の快適な環境づくりを進めるうえでの各種の計画への参画」のような新しい分野の表舞台で発揮される可能性がある（熊谷1995），ネグロスの女性たちが無農薬で栽培しているバナナを日本の消費者グループが受け入れるオルタナティブ・トレード，民衆貿易を始める（松井1996）という〈（女性の）社会進出の促進〉，自分のニーズを表出しない患者が「退院してグループホームに行きたい」と積極的に発言する（八崎ら2001）という〈率直に意思表示する力の向上〉，自らの病気を受け入れて食事療法を4年間継続している患者（清野ら2003）のように〈健康のセルフコントロールの促進〉，専門職と対象者の関係性についてはさまざまな関わりの中で対象者自身がエンパワーされ，そのことによって独力で何かができるようになる（Duffy 1996）」（下山田ら2002）という〈自立した生活の促進〉，変化は主体性をもったものでなくてはならず，クライエントは自身の力に自ら気づき問題解決の主体とならなくてはならない（奥田2003）という〈自己パワーの奪還〉，生きている主人公を尊敬するためにさまざまなレベルの活動をする看護は重要な活動であり（Hawkins 1992），客体としてよりもむしろクライエントを治療すること，病状よりもむしろクライエントの力に焦点を当てること（Rappら1993），町内の女性のネットワークと連携して地域の老人から昔遊びを教わる「子ども遊び広場」を開設した（役重2001）という〈ソーシャルアクションの展開〉が挙げられた。
【認識の変化】	傾聴されることにより家族は受け止めてもらえた，わかってもらえたと感じて頑に閉ざしていた気持ちが楽になる（八重ら2004）という〈安心感の獲得〉，チャレンジしようとする勇気と自信を得る（八木原2004）ことになるという〈自信の再獲得〉，リーダーはビジョンを駆使しながら個々人を拘束する管理行動を適切にコントロールし，同時に強制や威圧ではないコミュニケーション行動によって，部下の「個」としての意欲と能力を最大限に引き出すことに努め始める（大中1997）という〈士気の向上〉，働く人々が等しく権限を有して責任を全うする行為になる（坂本2003）とする〈責任感の向上〉，役割があることで人は自己の存在を意識し，自己表現の場を得て満足感を味わう（武田ら2003）という〈満足感の増大〉，デイケアで家族と共に実施したリハビリテーションを通して，家族が生

> 活障害として受け入れることで本人も病や障害を受け入れられる（中野2003）とする〈生活の再構成の促進〉，エンパワーされたナースは，患者についての知識とそれに基づく良い人間関係をもったナースであり，仕事を行うための臨機の才をもち患者ケアへの貢献を周囲から認められている人（Liston 1997），精神障害に苦しめられている人々が，その課題解決に有効なやり方で自分が置かれた状況を定義づけることができるようになる（黒田2002）とする〈自己の成長の促進〉，QOL の維持ないし向上に積極的に関わる（佐藤2003）という〈QOL の維持および向上〉が挙げられた。

※【　】はカテゴリー，〈　〉はサブカテゴリー

5 エンパワーメントの概念の広さ

　分析対象とした文献によると，エンパワーメントの概念は，さまざまな学問分野で用いられているが，その先行要件としての具体的な内容については，大きく異なることが明確になった。例えば，看護学あるいは医学の領域におけるエンパワーメントの対象は，患者もしくはその家族であるのに対し，社会学領域におけるそれは移住民や性差別を受ける女性，あるいは，組織で働く労働者にまで拡大される点で異なる。しかし，どの学問分野にも共通することは，人々の生活上の問題を改善することに焦点を当てている点にあると考えられた。また，エンパワーメントが必要な状況は，必ず他者との関わりの文脈において発生し，倫理的要素をも含む幅広い概念であると考えられた。したがって，今回抽出されたエンパワーメントの属性は，看護ケアの中で活用可能であると考えられた。

　そこで，「看護におけるエンパワーメント」の概念は，人々の生活上の問題を解決するための介入概念として捉えることが妥当であろうと考えられ，図1-1のような概念モデルを作成した。このモデルは，人々がエンパワーメントを必要とする先行要件は多種多様であるが，いずれにしてもパワーレスな状況下の人々が抱える問題であり，それは【「健康」に関わる側面】【「住環境」に関わる側面】【「労働」に関わる側面】【「性差」に関わる側面】の4つの側面から把握できると考えたものである。このような人々が抱える生活上の問題に対して，看護師が専門職の立場で【教育的活動】や【パワーを引き出す支援】などの介入をすることができれば，彼らが自身の力で問題を克服できるようになるのではないかと考えられる。

本書では，この概念分析の結果から，「看護におけるエンパワーメント」を次のように定義する。

『看護におけるエンパワーメントは，個人および集団が抱える日々の生活上の問題に対する教育的，倫理的，組織的関わりであり，その個人および集団が本来持ち合わせている力を活性化させ，活動面および認識面においてより良い変化をもたらす。』

このように，エンパワーメントという概念は，今日の看護実践において当り前のように使用されているが，それは看護のみならずさまざまな学問分野でも同じく使用されている用語である。しかし，概念の定義は各々の学問分野によって異なるものである。本概念分析により，エンパワーメントは必ず相互作用の中で現れるものであり，それは，ただ喪失した力の奪還に留まるものでなく，倫理的要素をも含む広い概念であることから，この概念を使用する際は，用語を定義する必要があると思われた。

概念分析に用いた文献
近澤範子（1996）：看護ケアパラダイムの変換をめぐって　看護婦のエンパワーメントに関する考察　個人及びチームにおける現象の分析と研究課題の焦点化の試み，看護研究，29(6)，473-484.
浜田和樹（1999）：総合的マネジメントと管理会計-トップダウン型経営とエンパワーメント型経営，西南学院大学商学論集，46(1)，1-24.
八崎麻沙美，冨田恵，藤元君夫（2001）：作業療法におけるエンパワーメント評価の試み　回復への意識づけ，作業療法，20(1)，122.
畑哲信，畑馨，前田恵子他（2004）：作業所通所中の統合失調症患者のエンパワーメントに対するソーシャルサポートの影響　東京都と福島県の患者及び健常者の比較，精神医学，46(3)，257-263.
Hawkins J.W., (1992): Empowering the new graduate: a renewed professionalism for nursing, J Prof Nurs, 8(5), 308-312.
Hess R.E., Clapper C.R., Hoekstra K., Gibison F.P. Jr.(2001): Empowerment effects of teaching leadership skills to adults with a severe mental illness and their families, Psychiatr Rehabil J, 24(3), 257-265.
廣江仁（2003）：奨励論文　精神障害者の一般就労支援　授産モデルからエンパワーメントモデルを，精神障害とリハビリテーション，7(2)，164-169.
今井幸充（2003）：【もの忘れ外来】アルツハイマー病の在宅介護　医療が支える在宅介護とは，こころの臨床ア・ラ・カルト，22(4)，461-467.
稲沢公一（2003）：【これだけは知っておきたい　エンパワーメント　当事者が力を発揮するのをどう援助するか】援助理念　エンパワーメント，精神科臨床サービス，3(4)，423-427.
井上摩耶子（2004）：ドメスティックバイオレンス　虐待をめぐって，臨床心理学研究，41(3)，28-37.
石井均（2004）：チームでBrush Up糖尿病診療　日本式エンパワーメントを考える，糖尿病診療マ

スター，2(1)，89-96．
川橋幸子（2000）：ジェンダー平等と女性のエンパワーメントの実現——日本の成果，世界と人口，312(3)，8-15．
清野由美子，高橋祥子，高橋俊之他（2003）：「低たんぱく食事療法外来」チーム医療の現状　エンパワーメントアプローチを取り入れて，山形県公衆衛生学会第29回講演集，57-58．
熊谷苑子（1995）：農村女性のエンパワーメント——現代的意義と将来（女性による農村ライフの創造〈特集〉），農業と経済，61(14)，5-11．
黒田研二（2002）：【精神障害者ケアマネジメントとホームヘルプ】精神障害者のケアマネジメントとホームヘルプ，日本精神病院協会雑誌，21(3)，293-297．
Liston Ellen M.（1997）：【病院看護部の未来　スマートな組織と人づくり】看護のエンパワーメントとサポートシステムの発展，看護，49(14)，16-33．
松井やより（1996）：第1章　第4回世界女性会議の意義——背景と経過（参画へのエンパワーメント——北京行動綱領から国内行動計画へ），かながわ女性ジャーナル，14，12-36．
Miller A. B., Keys C. B.(1996): Awareness, action, and collaboration: how the self-advocacy movement is empowering for persons with developmental disabilities, Ment Retard, 34(5), 312-319.
Mok-E.(2001): Empowerment of cancer patients: from a Chinese perspective, Nursing-Ethics, 8(1), 69-76.
元永拓郎，後藤真由美，田中順子（2003）：【これだけは知っておきたい　様々な場面での集団の生かし方】いろいろな臨床の場における集団の生かし方　学校メンタルヘルスサービスにおける集団的アプローチの展開，精神科臨床サービス，3(2)，185-188．
長沖暁子（1995）：リプロダクティブ・ライツと女のエンパワーメント——カイロ会議で提起されたもの（男女共同参画社会に向けて〈特集〉），月刊自治研，37(6)，40-44．
中野英子（2003）：【家族・コミュニティ・エンパワーメント　多様化する家族，家族療法／家族援助の課題】精神科リハビリテーションと家族の力，家族療法研究，20(3)，207-212．
野津隆志（2001）：コミュニティ・ビジネスと障害者のエンパワーメント——神戸ふれあい工房のワークフィールドワークより，人文論集（神戸商科大学学術研究会），37(1)，51-71．
小ヶ谷千穂，稲葉奈々子，小笠原公子他（2001）：移住労働者のエンパワーメントに向けて——支援組織による取り組みを中心に，茨城大学地域総合研究所年報，34，33-57．
岡田麻里，小西美智子（2004）：個別的な関わりから地域ケアシステムを構築するための基盤となる能力，看護研究，37(1)，65-78．
奥田邦晴（2003）：理学療法いばらき，7(2)，10-14．
大中忠（1997）：GEなどが採用する「J・P・コッター・モデル」で習得するエンパワーメント・リーダーシップの技法，Diamondハーバードビジネス，22(4)，92-99．
Rapp C. A., Shera W., Kisthardt W.(1993): Research strategies for consumer empowerment of people with severe mental illness, Soc Work, 38(6), 727-735.
Rodgers, B. L. & Knafl K. A. (2000): Concept Development in Nursing Foundation, Techniques, and Applications. 2nd ed., Sanders Company, Philadelphia.
坂本秀生（2003）：**Empowerment**　臨床検査での権限分散，医療と検査機器・試薬，26(5)，369-371．
佐藤豊道（2003）：【改革期におけるソーシャルワークのゆくえ】高年者福祉分野におけるソーシャルワーク　新たな時代状況とパラダイム，ソーシャルワーク研究，29(3)，14-19．
下山田鮎美，吉武清實，三島一郎他（2002）：エンパワーメント理論を用いた実践活動および研究の

動向と課題, 宮城大学看護学部紀要, 5(1), 11-19.
田所溢丕（2004）:【これだけは知っておきたい エンパワーメント 当事者が力を発揮するのをどう援助するか】自助組織 断酒会の機能, 精神科臨床サービス, 4(1), 12-16.
髙村寿子, 藤平早苗, 渡部敏江他（2001）:病院勤務看護婦（士）のエンパワーメント強化に関する研究（第1報） 自尊感情と燃えつき状態に焦点をあてて, 自治医科大学看護短期大学紀要, 9, 33-45.
武田泰彦, 德大寺華子, 服部純子（2003）:社会リハビリテーションにおけるエンパワーメントの視点 自立と社会参加のためのパートナーシップ, 視覚障害リハビリテーション, 58, 33-43.
津田耕一（2003）:ソーシャルワークにみる行動療法アプローチの意義, 行動療法研究, 29(2), 119-132.
八木原律子:【これだけは知っておきたい エンパワーメント 当事者が力を発揮するのをどう援助するか】職種別 地域生活支援における精神保健福祉士の役割, 精神科臨床サービス, 4(1), 106-110, 2004.
役重真喜子（2001）:解説 今どきの農村女性、今どきの地方公務員（特集 女性のエンパワーメント——男女共同参画社会をめざして）, 月刊自治フォーラム, 504, 29-34.
八重美枝子, 土床幸江, 官澤浩志他（2004）:【これだけは知っておきたい 家族の力をどう生かすか】臨床場面による家族への対応技法 家族看護は患者・家族・看護者の相互作用, 精神科臨床サービス, 4(2), 176-180.

B 精神疾患患者とアドヒアランス

1 アドヒアランスとは何か

　精神疾患患者のアドヒアランスについて検討する際には, 病気の特徴を理解しておく必要がある。その主な特徴には, 次のことが挙げられよう。
- 情報を正しく受け止めることの難しさ
- 状況判断の難しさ
- 自己の考えや意思を適切に伝えることの難しさ
- 病識の乏しさ
- 服薬アドヒアランスの不良と症状の再燃
- 地域生活を送るには, ある程度の症状コントロールが必要

　このような特徴をもつ患者の場合は, 服薬の有用性を認識することが困難であるがために, 服薬を継続することが難しく, 自らの意思または不注意により服薬を中断してしまうことがある。その結果, 患者の多くは症状を再燃させることになり, 再入院を余儀なくされてしまう。そこで, 従来の医療者は, 患者にとって

好ましくないこのような状況を未然に防ぐ目的で，時には半ば強制的であったとしても服薬の継続を勧めてきた。つまり，ここに存在した医療者の関心は，患者が服薬を継続するか，医師の指示通りに治療を遵守するか，すなわちコンプライアンスが良好であるか否かであり，患者の気持ちを理解することや，患者の意思を尊重することではなかった。

近年では，このような医療者中心の考え方に問題があるとして，その反省を含め，患者の主体性に注目するアドヒアランスという概念を使用する気運が高まっている。

アドヒアランスとは，患者が自らの健康を保持するための責任をもつことや，患者が主体的意識に基づいて責任ある行動をとることを指す概念であり，これは認識と行為とからなる複合概念でもある。このように，アドヒアランスの焦点は，患者の主体的意識に向けられるという特徴がある。したがって，アドヒアランスは，患者と医療者との関係や相互作用を含み，患者の主体性を尊重するのに対し，コンプライアンスは，患者に医療者の指示を遵守させる意味合いが強い点において大きく異なる。

しかし，アドヒアランスという概念についても，それを使用する際に注意しなければならないことがある。なぜならば，アドヒアランスという概念の焦点は，それを使用する人（多くの場合，研究者）の立場によって，患者の認識に当てられる場合と行動に当てられる場合とがあり，後者の場合は，コンプライアンスと混同してしまう危険性を含んでいるからである。

2 | アドヒアランスのモデル

精神疾患患者の服薬の継続を考える時，アドヒアランスを考慮することの重要性については既に述べたところである。

ここでは，患者の服薬継続に関与する要因について考えてみたい。患者が，いや，人々が服薬を継続することは，決して容易なことではない。特に，精神疾患患者のアドヒアランスは，患者自身が経験する副作用の程度，医療者や家族との関係性，患者自身の病識の程度などが影響している。このように，患者の服薬の継続には，さまざまな要因が複雑に絡み合っているため，仮に服薬を中断することがあったとしても，それは，決して患者だけの問題とはいえないのである。

a. QOLとアドヒアランス

図1-2のモデルは，精神疾患患者のQOLとアドヒアランスとの関連を示したものである。これによると，患者のQOLに直接関連するものは，アドヒアランスではなく，副作用，態度（服薬の構え），機能（心理的・社会的・職業的な機能）の3つであることがわかる。また，機能と態度，機能と副作用が関係していることも理解できる。さらに，副作用は，患者の精神症状や病識と関係し合い，精神症状と病識とも関係し合っていることが理解できる。そして，アドヒアランスは，精神症状に直接関与するが，QOLに直接関与するものではないことを示している。

すなわち，アドヒアランスが良好であるには，まず，精神症状が安定していなければならない。精神症状が安定していれば，病識が改善するだけでなく，服薬の減量に伴って副作用も軽減し，結果的にQOLが高くなる。したがって，アドヒアランスが不良である場合は，その逆の説明が成り立つ訳である。

b. 服薬とアドヒアランス

図1-3のモデルは，精神疾患患者の服薬に対する態度，すなわち服薬アドヒアランスとその関連要因を示している。

このモデルによると，患者の服薬アドヒアランスは，病識，精神症状，そしてスタッフとの関係に直接的な影響を受けるものだといえる。また，病識は，患者自身の薬に関する知識，入院経験，そしてスタッフとの関係と影響し合い，スタッフとの関係と入院経験とも影響し合っている。したがって，患者の服薬アドヒ

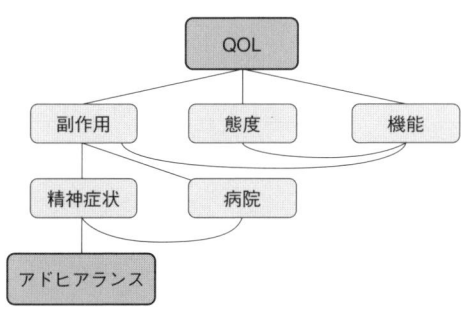

図1-2 QOLとアドヒアランスの関連モデル
（Puschner B., et al, 2006を基にして作成）

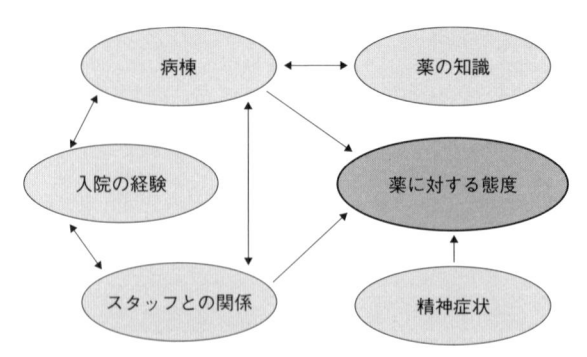

図 1-3　向精神薬に対する態度（Day J. C., et al, 2005 を基にして作成）

アランスを向上させるには，精神症状の改善，服薬に関する知識の向上，病識の改善，患者とスタッフとの関係の改善，そして良好な入院経験が必要だといえる。

C 心理教育とエンパワーメント・アドヒアランスの関連

　本書で紹介する心理教育は，患者のエンパワーメントとアドヒアランスの向上を目指す介入であることについては，既に述べたとおりである。
　それでは，心理教育とその重要概念であるエンパワーメントおよびアドヒアランスとの間には，どのような関係があるのだろうか。ここでは，まず，概念分析の結果導き出された「看護におけるエンパワーメント」の定義に基づいて，精神科看護におけるエンパワーメントを次のように定義しておきたい。
　『精神科看護におけるエンパワーメントとは，健康に問題を抱える精神疾患患者が，教育的支援，人間関係構築のための支援，権利保障のための支援を受けて，活動面および認識面により良い変化をもたらす。』
　このように，精神科看護におけるエンパワーメントは，プロセスにおける介入概念と捉えることができる。なぜならば，本書で取り上げる心理教育は，患者が個としての自立性を奪われ精神疾患患者という文化的レッテルを貼られる（山田，1986）経験をしたり，それを予期する可能性のある統合失調症患者に対して，患者―看護師関係を基盤とした教育的支援により，患者が自らの力を信じて問題を克服し，再発予防のみならず社会参加することを促すからである。

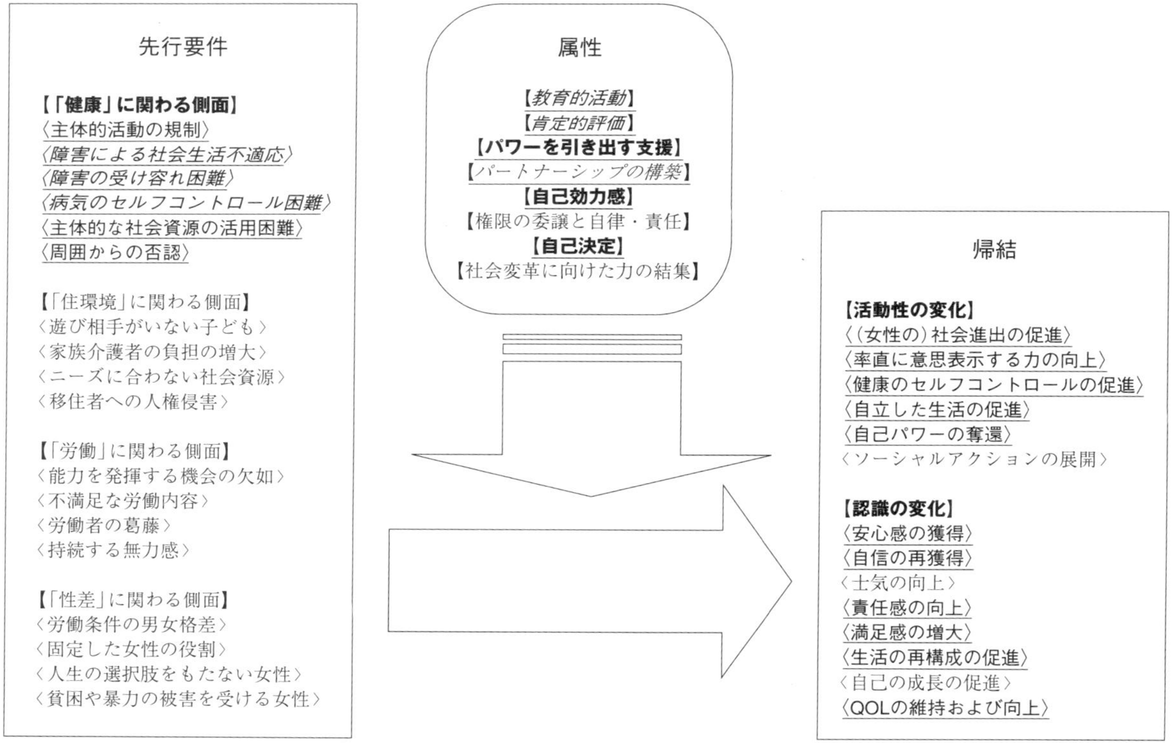

Ⅱ. 心理教育における重要概念　19

[先行要件]

【「健康」に関わる側面】
〈主体的活動の規制〉
〈障害による社会生活不適応〉
〈障害の受け容れ困難〉
〈病気のセルフコントロール困難〉
〈主体的な社会資源の活用困難〉
〈周囲からの否認〉

【住環境に関わる側面】
〈遊び相手がいない子ども〉
〈家族介護者の負担の増大〉
〈ニーズに合わない社会資源〉
〈移住者への人権侵害〉

【労働に関わる側面】
〈能力を発揮する機会の欠如〉
〈不満足な労働内容〉
〈労働者の葛藤〉
〈持続する無力感〉

【性差に関わる側面】
〈労働条件の男女格差〉
〈固定した女性の役割〉
〈人生の選択肢をもたない女性〉
〈貧困や暴力の被害を受ける女性〉

[属性]

【教育的活動】
〈肯定的評価〉
【パワーを引き出す支援】
〈パートナーシップの構築〉
【自己効力感】
〈権限の委譲と自律・責任〉
【自己決定】
〈社会変革に向けた力の結集〉

[帰結]

【活動性の変化】
〈(女性の)社会進出の促進〉
〈率直に意思表示する力の向上〉
〈健康のセルフコントロールの促進〉
〈自立した生活の奪還〉
〈自己パワーの増進〉
〈ソーシャルアクションの展開〉

【認識の変化】
〈安心感の獲得〉
〈自信の再獲得〉
〈士気の向上〉
〈責任感の増大〉
〈満足感の促進〉
〈生活の再構成の促進〉
〈自己の成長の促進〉
〈QOLの維持および向上〉

斜体文字部はアドヒアランス概念との類似性，アンダーライン部は本プログラムとの概念モデルと心理教育およびアドヒアランスとの関係の類似性を示している。

図1-4　「看護におけるエンパワーメント」の概念モデルと心理教育およびアドヒアランスとの関係

次に，心理教育が目指すエンパワーメントとアドヒアランスとの関連について検討する。先述したアドヒアランスのモデルを参考にすると，アドヒアランスには，患者の病識，精神症状，スタッフとの関係性が関与していることがわかる。これらを心理教育が目指すエンパワーメントのモデルと照合すると，次のように考えることができる（図1-4）。

アドヒアランスに関与する患者の病識は，先行要件の【健康に関わる側面】に含まれる〈障害の受け容れ困難〉と内容的に重なり，精神症状は〈障害による社会生活不適応〉または〈病気のセルフコントロール困難〉と重なり合う。そして，スタッフとの関係性は，属性に含まれる【教育的活動】，【肯定的評価】，【パートナーシップの構築】と内容的に重なり合う。つまり，エンパワーメントとアドヒアランスとは，その内容が重なり合うほどに類似した概念であると考えられるのである。

しかし，概念のもつ意味内容の重なりは，アドヒアランスの概念がエンパワーメントの概念の中に納まっても，その逆は成立しない。つまり，それほどまでにエンパワーメントという概念は，意味的にも内容的にも広がりをもつ概念であることから，それは使用する際に便利である反面，あまりにも抽象的過ぎることによって焦点が不明瞭になり得るものである。したがって，エンパワーメントという概念を使用する際には，必ずその概念の意味を具体的に規定しておく必要がある。

本書で紹介する看護師版心理教育プログラムは，アドヒアランスの向上を目指すだけでなく，患者にそれ以上の利益を期待した介入である。

Ⅲ. 心理教育の概論

A 心理教育の経緯

　心理教育の源は，糖尿病患者などの慢性疾患患者やその家族への教育にあり，従来の精神医療においては，患者のみならずその家族に対しても，病気やその治療法についての十分な情報提供がされてこなかった。その背景には，①病気とその治療，あるいは，症状管理方法に関する十分な説明ができなかったこと，②精神疾患患者に対して説明したところで，病気を受け入れられないと専門家が考えてきたこと，の2点が挙げられる。このような中で，心理教育を精神疾患患者本人やその家族に実践した先駆者が，Anderson, C. M. や Hogarty, G. E. ら（1986）である。

B 心理教育とは何か

　心理教育といっても，それは対象が患者本人であるか，または，その家族であるかによって内容が異なる。ここでは，心理教育の定義をいくつか紹介する。

1 精神疾患患者本人に対する心理教育とは

　「心理教育とは，患者のオートノミーを最大限に生かすべく行う，治療者のパターナリズム的試みである」（前田，1997）。
　「心理教育とは，何らかの特定の技法を示すものでも，あるいは何らかの技法の集積を示すものでもなく，それを行おうとする治療者の姿勢を表すものである」（前田ら，2000）。

2 精神疾患患者の家族に対する心理教育とは

　「心理教育（psychoeducation）とは，精神障害者の家族に対して病気の性質や治療法，対処法など，療養生活に必要な正しい知識や情報を提供することが，効

果的な治療やリハビリテーションを進めるうえで必要不可欠であるとの認識のもとに行われる，心理療法的な配慮を加えた教育的アプローチのことである」（大島，1994）。

3 | 本書における心理教育の定義

本書では，既存の文献を参考にして，心理教育という用語を次のように定義した。

「心理教育とは，単に情報や対処法を伝達するに留まらず，患者本人やその家族の主観的側面を重視するものであり，また，患者の対処能力の獲得を目指して自律性を最大限に生かすことにより，患者が自分らしく生き生きとした生活を送る力量を身に付けるというエンパワーメント効果をねらう医療者の姿勢である」

C 心理教育の対象と目的

1 | 相違性

心理教育の対象は，患者本人であるか，その家族であるかに大別することが可能である。当然のことながら，対象が違えば目的は異なるが，プログラムの内容や構造の大枠については，それほど異なるものではないと考えてよいであろう。

表 1-4　心理教育の対象と目的の相違

	患者本人への心理教育	家族への心理教育
治療の対象	患者	患者（家族ではない）
目　的	・疾病受容の促進 ・治療遵守性の向上 ・再発を予防	・家族の感情表出 ・患者本人の再発予防
背　景	・患者の権利保障 ・インフォームド・コンセント	・Expressed Emotion（EE）* 　——高 EE 家族，感情表出に問題のある家族に実施

＊EE：悲観，肯定的言辞の頻度，敵意，暖かさと感情的巻き込まれの程度で評価する。高 EE とは，批判，敵意，感情的巻き込まれが，高得点な場合をいう。

Ⅲ．心理教育の概論　23

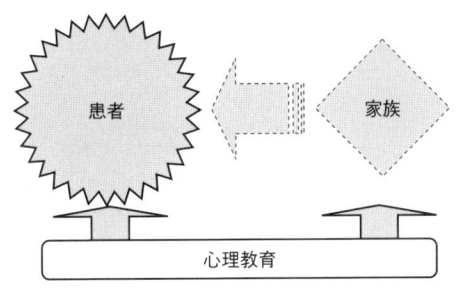

図1-5　対象の違いによる心理教育の類似性と相違性のイメージ

　対象の違いによる目的や背景の特徴については，表1-4に示したとおりである。また，そのイメージを図1-5に示した。
　図1-5は，まず，心理教育の対象が患者本人であるか，その家族であるかに分けて考えることの必要性を示している。また，患者本人に対する心理教育は，患者に直接的に働きかけて再発予防を目指すのに対して，家族に対する心理教育は，家族の感情表出を促すことにより，間接的に患者の再発予防を目指すものであることを表している。
　このように心理教育は，患者本人またはその家族を対象に行われるが，両者に共通する目的は「患者の再発予防」である。

2│共通性

　心理教育には，対象の違いによる相違性だけでなく共通性もある。共通性には，目的および目標の共通性と内容の共通性がある。目的の共通性は，苦悩する患者本人やその家族を「援助する」ことであり，「ともに考える」ことであるといえる。また，目標の共通性は，患者が治癒することを求めるのではなく，最高度に患者の生活の質（QOL）を向上させることである。
　一方，内容の共通性には，対象が異なる場合においても，①刺激に対して著明な病者の脆弱性を強調すること，②説明する際にドパミン仮説が用いられること，③薬物の有用性が説明されること，の3点が含まれることだといえる。
　いずれにしても，現在のところ精神疾患は，完治することを期待しにくい病気であり，長期にわたる治療の継続を必要とする病気である。したがって，援助者

には,「精神疾患＝慢性疾患の一つ」という認識に基づいて援助する姿勢が求められる。

D 心理教育と患者教育の違い

　心理教育に類似した用語に,患者教育というものがある。看護師は,古くから患者教育あるいは患者指導という用語を使用し,またそれを実践してきた。しかし,本書のテーマである心理教育と患者教育あるいは患者指導とは,全く異なるものである。その違いを端的に表現するならば,患者教育は「治療モデル」であり,心理教育は「相互作用モデル」といえるからである（表1-5参照）。

　従来から存在する患者教育には,患者の問題行動は病気や療養についての正しい知識が欠けているために起きるという前提があり,その欠けている部分を専門家が補うことによって,自己管理能力を高めようとする考え方がある。これに対して心理教育では,患者の行動はこれまでのさまざまな経験や周囲の人たちとの関係の中でとってきた対処行動であると捉え,専門家がそれらを尊重しながら当事者との相互交流を行い,当事者が自分にとって相応しい対処法を獲得すること

【患者教育―治療モデル】	【心理教育―相互作用モデル】
●患者や家族の問題行動は,病気や療養についての正しい知識が欠けているために起きる。 ●その欠けている部分を専門家が補う。 ●自己管理能力を高める。	●患者や家族の行動は,これまでのさまざまな経験や周囲の人たちとの関係の中でとってきた対処行動。 ●専門家がそれらを尊重しながら当事者と相互交流を行う。 ●当事者が自分にとって相応しい対処法を獲得することをねらう。

表1-5　心理教育と患者教育の違い

を目指している。

E 心理教育とSSTの違い

表1-6　心理教育とSSTの相違

	心理教育	SST
目的	・苦悩する当事者やその家族を「治療する」のではなく，「援助する」ことであり，共に考えること。 ・地域生活を営むうえで利用可能な援助資源の知識や情報を提供し，当事者が自分らしく生き生きとした生活する力量を身につけるというエンパワーメントの効果。	・精神障害者がさまざまな社会的ストレスに対処する。 ・社会的役割を果たすことができる生活技能を高める。 ・生活の質を高めて再発を防止する。
特徴	・インフォームド・コンセントの流れに沿って発展。 ・繰り返し強調されるのは，脆弱性ストレスモデルを用いた正しい疾患・症候理解，薬の作用やその効果，特に再燃，再発の予防効果が繰り返し伝えられる。 ・教科書的な情報や対処法を伝達するに留まらず，精神障害者やその家族の主観的側面を重視。	・「自己主張訓練 assertive training」を母体とし，それに行動療法の諸原理を加える形で発展。 ・理論的基盤は，行動療法，社会的学習理論（Bandura），統合失調症の疾患モデルの3つ。 ・生活障害の改善を目指す。 ・社会生活改善のための明確な目標設定をする。 ・生活技能 skills に焦点をあてて構造化された学習環境の中でロールプレイ，モデリング，フィードバックなどの行動療法（認知行動療法）の技法を用いる。 ・課題（ホームワーク）などにより，学習された技能の実生活への活用を促進する。
治療・技法の共通点	1) ストレス―脆弱性―対処技能モデルに沿った包括的アプローチをすること 2) 当事者の意志を重視しリハビリテーションへの最大限の参加を求めること 3) 入院と地域での生活を包含したアプローチをすること 4) 他職種によるチームアプローチをすること 5) 集団を活用すること 6) アセスメント・評価を重視すること　など	

統合失調症患者の精神科リハビリテーションとして代表的な心理教育とSSTとの違いを，簡単な対比表を用いて示した（表1-6参照）。

これらの違いについて，誤解を恐れずに述べるなら，心理教育の場合は，患者本人やその家族と実施者とが共に考えること，つまり考え方の形成に力点を置くのに対し，SSTの場合は，患者本人が円滑な社会生活を送るための技能，つまりある程度パターン化した行動の体得に力点を置くといえるであろう。このように考えると，統合失調症の特徴を考慮した精神科リハビリテーションとしては，急性期の患者には心理教育を，慢性期の患者にはSSTを主に活用することが理想的だと考えられる。ただし，表に示したとおり，両者の治療・技法には多くの共通点があることも事実である。

F 患者本人を対象にした心理教育に関する研究の動向

精神科における心理教育は，患者の家族を対象に実施するものと，患者本人を対象に実施するものに大別できる。前者は，Anderson, C. M.の家族心理教育が有名であり，わが国においてもその実践および研究の報告は多い。ところが，後者に関するわが国における実践および研究は，未だほとんど行われていない現状にある。

ここでは，患者本人に対して行われる心理教育を評価するための研究が，どの程度進んでいるのかを，主に海外文献を中心に概説する。

1 患者本人に対する単一プログラムの評価研究

近年，心理教育プログラムを単一で実施した評価研究は，無作為割付による比較研究へと発展してきている。

Hornungら（1998）は，統合失調症患者132名を対象に服薬管理に関する心理教育の効果を調査し，患者が副作用についての恐怖を軽減し，薬物療法の価値を確信することを明らかにした。Dyckら（2000）は，外来に通院している統合失調症患者の陰性症状の程度を毎月モニターし，複数のグループで家族と患者が一緒に心理教育を受けた者は，一般的なケアを受ける患者よりも陰性症状がベースラインよりも低くなることを報告した。

Herzら（2000）は，外来患者82名を対象にした調査の結果，心理教育を受け

た患者の再発率および再入院率が共に減少し，クロルプロマジン等価も減少すると報告した。

また，Ascher-Svanumら（2001）によれば，心理教育は統合失調症患者の満足感を向上させるほか，病気と薬物療法についての学習効果があると報告している。このことは，わが国においても同様に，心理教育によって疾病と薬物に関する知識や病識が有意に上昇することが報告されている（連理，1995；鈴木ら，1996；池淵ら，1998；羽山ら，2002）。

さらに，ShinとLukens（2002）は，精神疾患をもつ慢性期患者48名を対象に10週間の心理教育を実施した結果，精神症状の改善とスティグマの低下，そして高い対処技能の獲得に有効であることを報告している。

これらのことから，統合失調症患者本人に対する心理教育は，患者自身の知識の向上，治療に対する考え方の改善，スティグマに対する認知の低下，精神症状の改善，さらには再発率の低下を期待できるため，患者にとって利益が高い援助方法だと考えられる。

2 複合プログラムの評価研究

Hornungら（1999）は，統合失調症患者とその家族に対する治療プログラムが，患者の再入院防止や精神病理の改善に有効であるかを評価するために，心理教育，認知療法，キーパーソンへのカウンセリングを組み合わせて調査した。その結果，キーパーソンカウンセリングを含む心理教育と認知療法を併用した患者は，再入院率が低くなると報告した。また，Feldmannら（2002）は，過去5年間に最低2回の急性精神病エピソードがある統合失調症患者191名（男性111名，女性80名）を対象として，患者が心理教育のみを受けた場合，心理教育と認知療法を組み合わせて受けた場合，心理教育を患者と主な親族が受けた場合，心理教育と認知療法を患者が受け，親族が心理教育を受けた場合の罹病期間の違いによる効果測定をした。その結果，心理教育単一プログラムによる予防効果は罹病期間が長期の患者では低く，中期の患者で最も高いことを報告した。

このように，今日行われている患者本人に対する心理教育に関する研究は，単一プログラムの効果測定に留まらず，さまざまな心理社会的治療を組み合わせた複合プログラムの効果測定を行うことによって，より効果的な治療方法を検討したり，心理教育プログラムによる患者の知識，再発，アドヒアランス，精神症状，

病識，心理社会的機能についての長期効果を明らかにするための研究（Merinderら，1999; Ascher-Svanum ら，2001; Chan ら，2003）が積極的に実施され始めている。

CHAPTER 2
実 践 編

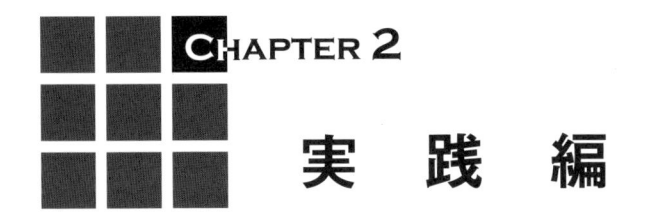

　この章は，看護師版心理教育を行う際に必要な事前準備，知識，技術を主に解説した実践手順と，テキストの活用方法を具体的に記述した解説方法の二部構成とした。

I．看護師版心理教育の実践手順

　グループによる心理教育を始めて運営するときは，誰にとっても戸惑いや困難が付きまとうものである。特に，私たち看護師の場合は，①集団ケアまたはグループアプローチに関する学習の機会が少ないこと，②集団を機能させるためのコミュニケーション技術を習熟していないこと，の2点が挙げられよう。

　その背景には，個別ケアに偏重した看護基礎教育の影響があるのではなかろうか。この個別ケアが，看護の対象者を尊重した看護援助を提供するために重要であることに異論はない。その個別ケアは，精神科看護においても当然のこととして重要であるからである。

　しかし，精神科看護における個別ケアを考える際は，看護の対象者である個人とその個人を取り巻く集団との相互作用のあり方に目を向けなければならない。それは，精神科看護の対象である個人は，精神疾患を抱えているがために，対人関係に障害を来たしやすいという疾患の特性をもっているからである。したがって，精神疾患患者の特性を考慮した個別ケアにおいては，個別ケアの中に他者との対人交流を促進する援助が必要となる。すなわち，個別ケアの一手段として，集団ケアまたはグループアプローチを用いることになり，さらにそれを心理教育に応用するわけである。なぜならば，患者が短期間で入院治療を終え，その後，質の高い地域生活を送るためには，患者自身が自分の病気を受け止め，服薬の必要性を受け止めるよう援助する看護が重要だからである。

ここでは，統合失調症患者本人のグループを対象とする看護師版心理教育の実践方法について，可能な限り詳細に解説する。この実践手順は，心理教育がどのようなものかを知りたいと思われている方や，心理教育を実践したいと考えておられる方に向けて作成したため，心理教育についてご存知の方々の期待に添う内容でないかもしれない点をご承知おきいただきたい。

A 看護師版心理教育プログラムの考え方

　本プログラムは，ストレス―脆弱性仮説に基づき心の病気とストレスとの関係を説明している。その際，患者にとって心の病気とストレスとの関係を理解しやすく，かつ，病気を受け容れやすく伝えるためのモデルを考案した。それが，人を「**コーヒーフィルター**」，ストレスを「**雨**」にたとえて説明する「**コーヒーフィルター・モデル**」である。

　このコーヒーフィルター・モデルは，**《病気にかかりやすい人》**も**《病気にかかりにくい人》**も同じ大きさ，同じ容量の人間であるが，形だけは異なることを示している。この形の違いは，**コーヒーフィルターの間口が広いか狭いかという違いに過ぎないが**，そのことが，ストレスの「雨」の溜まり具合の相違につながることを表している。

　このモデルでは，健康である時の人は，コーヒーフィルターに溜まった雨が溢れ出してしまわないように，下に空いた小さな穴から雨をドリップすることによって，心の健康を保持している。つまり，ストレスを上手に発散しているのである。しかし，雨の溜まる量とドリップする量とのバランスが崩れ，ドリップする量が少ない場合は，雨がコーヒーフィルターから溢れ出してしまうことになる。つまり，この状態が心の病気の発症または病気の再燃なのである。

　したがって，このような病気の説明を患者にする際は，病気にかかりやすい人も病気にかかりにくい人も「**みんな同じ容量の人間**」であることを強調する。さらに，なぜ心の病気にかかりやすい人とかかりにくい人とがいるのかを説明する際は，ストレスを溜めやすい広い間口のコーヒーフィルターをもつ人か，狭い間口のコーヒーフィルターをもつ人であるかの違いによることを伝え，これが**個性の違い**であると強調する。個性は人それぞれ異なるものであるため，たとえ全ての人が同一のストレス環境下で生活したとしても，心の病気を発症するか否かは個性の違いによって異なると考えられるからである。

患者本人に対する心理教育は，医療者を信じるか信じないか，薬に頼るか頼らないか，生活に服薬を組み込むか組み込まないか，などの問いを患者自身に突きつけ，それらについて患者が考え始めるきっかけを与える。だからこそ，心理教育を運営する看護師は，単に患者への情報提供をするだけでなく，患者が自分にとっての服薬の継続，環境の調整，そしてリハビリテーションについて主体的に考え行動に移す過程で，患者の苦しみを理解しようとする真摯な姿勢と，不安定な自我に保護的に関わる真剣な姿勢が必要なのである。このような心理教育は，患者が自らの力で，少しずつコーヒーフィルターの間口を狭めていくための支援だともいえるのである。

B 看護師版心理教育プログラムの特徴

　看護師版心理教育プログラムは，「統合失調症患者の服薬と病気の受け止めを，看護師が短期間で支援できる」ことに重点を置いている。プログラムの作成にあたっては，次に述べる4点を留意点とした。

[プログラム作成上の留意点]
①プログラムの対象は，早期退院を目指す精神科急性期治療病棟に入院中の患者である。
②プログラムの内容には，統合失調症患者の服薬と病気の受け止めを促進するうえで必要と考えられる情報が含まれている。
③プログラムは，看護師により実践可能である。
④プログラムは，看護の特質を生かして，患者の生活そのものに視点を当てる。

1 内容の特徴

a. 心の病気の症状

　テキストには，統合失調症患者に現れることの多い症状に焦点をあて，それを患者の主観を重視した表現で簡潔に紹介した（巻末資料，p4〜5参照）。ここで提供する情報は，各々の患者に経験を振り返るきっかけを与え，それらを互いに語り合うことを促進してくれる。そして，患者自身が，自己の経験内容とプログラムに参加する他者の経験内容や書籍などに記載されている一般的な精神症状とを比較し，自らが病気であることに少しずつ気づくように導こうとしている。

b. 心の病気とストレスとの関係

病気の説明には，ストレス―脆弱性仮説（佐藤ら，1999）を用いた。そして，心の病気は誰でも罹り得ること，そして病気―ストレス―服薬―リハビリテーションの関係を説明するために，身近にあるモノを素材にして作成した「コーヒーフィルター・モデル」を考案した（巻末資料，p 7～参照）。このモデルは，「コーヒーフィルター」を人，「雨」をストレスと見立てて，「病気にかかりやすい人」と「病気にかかりにくい人」との違いをコーヒー・フィルターの形の違いで端的に表し，形の違いこそが「個性の違い」だと強調している。

c. 薬の作用と副作用

薬物療法を受ける患者は，薬そのものに対して恐怖感を抱いていることが多いため，精神科で処方される主な内服薬の種類とその作用と副作用に関する情報を提供することにより，少しでも恐怖感を軽減させる。また，テキストには，服薬に関するQ＆Aと，各々の患者が現在服用中の薬剤の商品名，薬剤の種類，飲み方を記入するための服薬内容記入用紙，さらには，服薬状況と心身症状を自己チェックするための健康チェック用紙を綴じ込んだ（巻末資料，〈用紙1-①〉，〈用紙1-②〉p 17～参照）。

d. 健康的な生活を送るための方法

退院後の地域生活を健康的に送るためのポイントを記述的研究の結果（松田光信（2008）：心理教育を受けた統合失調症患者の「服薬の受け止め」，日本看護研究学会雑誌，31(4)，15-25）より抽出し，文頭が「なくすなくすり」という標語になるよう列挙した（巻末資料，p 21参照）。こうすることによって，精神疾患はある程度コントロール可能な病気であることを，患者が意識するようになると考えている。また，現在と入院前の一日の生活スタイルを記入し比較することにより，生活上の改善点を皆で考えることができる（巻末資料，〈用紙1-③〉p 28参照）。

2 プログラムの構造

プログラムの構造は，対象が統合失調症患者であること，精神科急性期治療病棟に入院中の患者であること，そして現実可能性を考慮して次のとおりとした。

a. 形式
　クローズドセッション。

b. 対象者
　精神科急性期治療病棟に入院中の統合失調症患者。

c. 対象者数
　5～7名の小グループ。

d. 学習方法
　作成したオリジナルのパンフレット（パンフレットの解説方法の項で詳細に説明する）を活用し，看護師が行う講義形式による情報提供と参加者同士のグループディスカッション。

e. 実施頻度と回数
　1週間に1回，合計4回実施（本プログラムは，4回を1クールとする）。

f. 実施時間
　1回60～90分。
　なお，本プログラムの開発過程の詳細は，日本看護研究学会雑誌に掲載されているのでご覧いただきたい（松田光信（2008）：急性期統合失調症患者に対する看護介入としての心理教育プログラムの開発過程, 31(1), 91-99.）。

C 看護師版心理教育の実践前・中・後のポイント

■実践前のポイント■

1 会場準備

①当日，開始30分前には準備を開始する。
②場所は，個室（面会室，カンファレンスルームなど）とする。
③ホワイトボードを前にして，U字になるよう椅子を配置する。できれば中央に

図 2-1 室内の状況

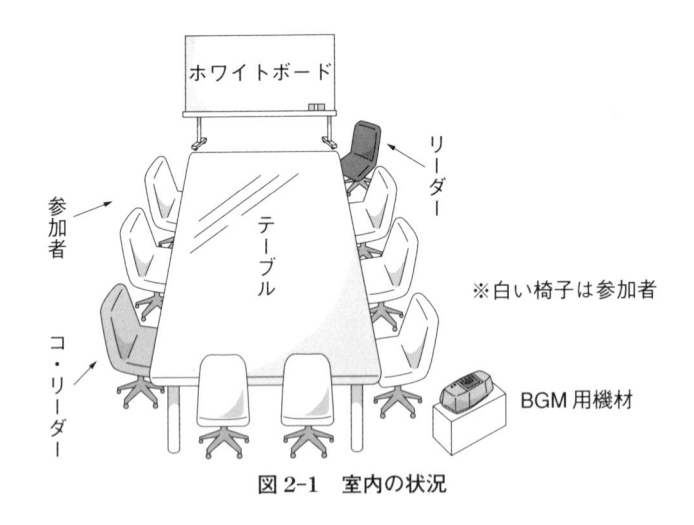

テーブルを用意する（図 2-1）。
④患者を迎える：セッション開始約 10 分前から，会場に BGM を流す。

2 │ 必要物品と数

ホワイトボード（1），患者用グループ学習会パンフレット（参加者数），ポスター（ルール，進め方，コーヒーフィルターモデルの図，治療の経過の図）。

3 │ 参加者の情報収集

毎回の事前準備：毎回のセッションを開始する前には，参加者の生活状況および精神状態に関する情報を看護記録・診療記録および関係スタッフから収集する。

■ **実践中のポイント** ■

1 プログラムの流れを明確にしておく

a. 導入（10分程度）
目的，ルールの説明，最近の出来事または楽しかったことなどを紹介しあう。

b. 情報提供＆質疑応答（30分程度）
テキストに従う。

c. 話し合い
セッション毎に設定しているテーマで話し合う。これは，情報提供と織り交ぜて行う。

d. まとめ
本日のセッションの感想を一人ずつ述べて，グループで共有する。

2 実施者の姿勢

①患者が，伝えたいことをうまく言葉にできず時間を要しても，患者が言葉で伝えようとしている努力を認め，決して焦らすことなくじっくりと待つ。
②患者の話をよく聞いて，患者がもっている力（患者の良いところ）を発掘する。
③患者が「自分にもできそう」と思えるように援助する。
④患者が他者と経験を共有することで，他者から学んだり，「自分ひとりじゃない」と思えるように援助する。
⑤患者が自分にとっての生活上の困難に気づき，主体的に解決することを手伝う。
⑥患者は，"経験者として障害を最もよく知る専門家"であることから，真摯な姿勢で経験談を教えてもらう。

3 実施者の諸注意

「病名不問の原則」に従う：看護師版心理教育プログラムの参加条件では，患

者が病名を告知されているか否かを問わない。したがって，実施者はセッションを運営している時に患者から病名を尋ねられることがある。そのような場合，実施者は「主治医に聞いてください」と対応する。

4 実施者（リーダー）としての介入技術を用いる

ここで，紹介した介入技術は，鈴木丈編著（1997）：SSTと心理教育，中央法規出版を参考にした。

a. 問題を共に扱うという相互作用の展開

対処法は，他者と共に問題や課題に取り組むという相互作用の中で身に付くものである。したがって，次のように患者同士が経験を共有することによって，効果的に技能が獲得できるように支援する。

①自分の感じている問題や課題を他者に伝え，そのことを他者がどのように考えるかを聞く。
②自分の知らなかった課題や問題を他者から学ぶ。
③他者の取り組み方と自分の取り組み方を比べる。

b. 肯定的なフィードバック

患者が既に行っている対処に注目し，それがより強化されるように肯定的なフィードバックをする。リーダーによるフィードバックのポイントは，受信，処理，送信技能を活用することである。

1）受信

対処の肯定的側面に着目する。患者が現在行っている対処の中から良い点，肯定的な側面を見つけ出し，将来効果的な対処行動に発展しそうな要素を高く評価する。そのためには，患者がやろうとしていることに注目すること，本人が見逃しているような小さな成果に注目して肯定的なフィードバックをすることが大切である。

2）処理

対処をより効果的にするのに必要な行動を考える。現在の対処行動に何が加われば，その行動がさらに効果的になるかを考える。

3）送信

 見つけ出した効果的に対処するための行動を，患者が受け止めやすい言葉に置き換えてフィードバックする。具体的には，「いまできていることを少し変えるとさらに良くなる」とか，患者が行おうとしていることに役立つ手段として伝えること，好ましい変化が生じた時には患者の努力の結果だと伝えることである。

具体例

患者A：「周りの人が私の悪口を言っているように思えるものだから，夕飯の準備をするにも材料を買いに行くことができなくて，子どもに頼んで買ってきてもらっていたんです」

リーダー：「それだけ辛い時にでも，家族の食事の準備はしておられたのですね。それはすごいことですね。それから，食事の材料をお子さんに頼んで買ってきてもらおうと考えられたこともすごいことですね。Aさんとお子さんとが，しっかり協力して生活してこられたことがわかりますよ」

---

c. リフレーミングの技術

 リフレーミングとは，問題をより取り組みやすいものへと意味づけしなおすフィードバックの方法であり，これには，①話題（内容）のリフレーミング，②相互作用（関係）のリフレーミングの2つがある。

1）話題（内容）のリフレーミングのポイント

 患者が話す問題の枠組みを変えて，リーダー側からフィードバックしなおすことで，問題を扱いやすくする技法をいう。ポイントとしては，①肯定的な表現へと言い換える，②要点をまとめる，③話しやすい話題へと言い換える，④情報を提供する，ことである。

a）コーピング・クエスチョンの技法

 これは，リフレーミングの技法であり，言葉を用いて患者が行った対処の肯定的側面を見つけ出し，抱えている問題が大きすぎて望ましい効果が得られなかったとしても，懸命に対処しようとしてきた患者の努力に光を当てて，どのようにしてここまで頑張ったのかを質問する。この技術は，問題が大きすぎて対処しきれない，絶望的で変化させることができないなど，問題の否定的側面を強く認識

して身動きが取れなくなっている患者に有効だといわれている。

具体例

患者：「周りの人が私の悪口ばかり言っているように思えたから，家の外に出ること自体が怖かったんです。その辛い気持ちを旦那にわかってもらいたかったから話したんだけど，真剣に聞いてくれなかったから困らせてやりたいと思っているんです」

リーダー：「それは，辛かったですね。それだけ辛かったのによく自分一人で耐えてこられましたね。ご自分ではあまり意識されていないかもしれませんが，とても素晴らしい努力をしてこられたのだと思いますよ。ここまでどのようにして耐えてこられたのですか？」

---

b) ドライ・ランの技法

　行動を用いて対処の肯定的評価を見つけ出す。患者の中には自分の行動を正当に評価することができず，期待どおりの成果が上がらない，自分は全くダメだなどと過小評価する人がいる。このような患者に対しては，言葉ではなく実際にどのような行動をとっているのかやって見せてもらい，言葉で伝えきれていない効果的な対処の側面に目を向けてフィードバックする。

具体例

患者A：「今飲んでいる薬は眠気が強いので，眠気が少しですむような薬に換えてほしいんですけど，主治医の前では緊張するっていうか，遠慮するっていうか，とにかく言えなくて……。気が弱いのかな……僕は，ダメなんです」

リーダー：「Aさんは，自分の気持ちを主治医に伝えようと努力しておられるのですね。自分で伝えようとされているその努力は，とても素晴らしいことだと思いますよ。さしさわりがなければ，私が主治医役をしますので，Aさんが診察を受けておられるときの様子をここで再現してくださいませんか？」

患者A：「はい。(と言って，うつむき加減で椅子に座り，ほとんど主治医と視線を合わせない。主治医からの問いかけには弱々しい声で話す)」

リーダー：「そうですか。Aさんは，とても主治医に気を遣っておられるようですね？　きっとこれまでから，自分のことよりも周囲の人のことに気を遣って

こられたのでしょうね」

＊対処行動の肯定的な側面を見つけるためには，コーピング・クエスチョンとドライ・ランを組み合わせると効果的である。

2）相互作用（関係）のリフレーミングのポイント

"今，ここ"で患者間に起きていることに目を向ける，"今，ここ"に起きていることに皆が関われるようにする，リーダーが迷っていることを皆に考えてもらうということである。患者は，他の患者の意見に対して共感的な対応や示唆に富む考えを述べ合うが，時に否定的あるいは攻撃的な発言をしたり，他の患者の話を聞こうとしない患者もいる。そのとき，看護師はグループ内での話し合いをどのように進めればよいのかと迷うことがある。このようなグループ運営に用いるリフレーミングを，次に紹介する。

― 具 体 例 ―

患者A：「先生は，退院してからもしばらく薬を飲み続けた方がよいって言うけど，退院してこれまでのように仕事をするようになると，やっぱり飲み忘れてしまうんじゃないかと心配です。薬を飲み忘れない良い方法ってあるのですか？」

患者B：「入院しているとすることがないから退屈で退屈で……暇つぶしの方法がないかな？」

リーダー：「"Aさんは退院後に，薬を飲み忘れない良い方法"について，Bさんは"入院生活での暇つぶしの方法"について話されていますね。どちらも大切な内容ですが，今日はどちらの話をするか皆さんで考えてください」

---

d．モデリングの技術

他人の考え方を手本として観察し，その手本をまねる学習方法をいう。これは，単にリーダーの示した手本を患者がまねるという一方向の関係ではなく，患者自身の問題への関わりという相互作用が含まれる。つまり，患者はまねることを通じて問題に関わるという主体的な働きかけが大切となる。モデリングの目的は，手本どおりに振る舞えることではなく，手本を通り越して，患者自身がそれぞれ

の現実の中で起こる問題に対処しやすくなることにある。モデリングの際に,手本どおりのまねをすることが負担になったり,上手にまねることができるか不安になるようでは,良いモデリングとはいえない。したがって,モデリングの内容は個々の患者のニーズ,技能,力量に合わせて,リーダーと患者とが相談してつくることが大切である。

━ 具体例 ━

患者A:「先生は,退院してからもしばらく薬を飲み続けた方がよいって言うけど,退院してこれまでのように仕事をするようになると,やっぱり飲み忘れてしまうんじゃないかと心配です。外泊した時だって,朝食後の薬を飲み忘れたまま外出して,外出先で思い出したんだけど薬を持っていなかったから,1回分飲まなかったんです」

リーダー:「これまでの生活に戻るとそのようなことがあるかもしれませんね。Bさんもお仕事をされていますが,Aさんが心配されているようなことを経験されましたか?」

患者B:「はい,ありますね。病気するまでは,薬を飲む習慣なんてなかったから,会社に薬を持って行くのを忘れることが多かったですが,これではダメだと思って,必ず会社に持って行くカバンを決めておいて,昼の薬を入れておく場所と予備の薬を入れておく場所を決めて確認するようにしていました」

患者A:「それはいい考えですね。私もそのやり方をまねてみます」

■実践後のポイント■

看護師版心理教育プログラムでは,セッションを円滑に実施するために,心理教育に参加しない医療スタッフにセッション中の参加者の情報を提供すること,多職種と連携を図ること,そして,毎回セッションを全体的に評価することを大切にしている。その方法として,**参加状況報告書**,**チームアプローチ依頼票**,**グループ学習会評価ノート**の3種類からなる**グループ学習会運営用シート**を用意し,これを活用している。

1 参加状況報告書

　セッション終了後は，参加者の肯定的な発言，否定的あるいは攻撃的な発言，精神症状の変化など，セッション内での患者の状況について記録し，医療スタッフ間で情報を共有する。〈巻末資料，用紙2-①〉

2 チームアプローチ依頼票

　本プログラムは看護師が行う心理教育であることから，心理教育で大切にしなければならない学際的なチームアプローチの部分はセッション以外の場で行うこととする。すなわち，リーダーは，セッション中に患者が語る内容に注意し，それがセッション内で解決できないと判断した場合は，その内容を解決するにふさわしい専門職に橋渡しできるように，病棟看護師に情報提供するとともに依頼する。ただし，患者には，事前に該当する専門職に相談する希望の有無を確認し，希望する患者のみを専門職へと橋渡しする。

【例】
- 治療そのものや退院希望に関する内容　→　主治医へ。
- 薬の作用機序などに関する内容　→　薬剤師へ。
- 社会福祉制度や社会復帰施設に関する内容　→　ソーシャルワーカーへ。

〈巻末資料，用紙2-②〉

3 グループ学習会評価ノート

　毎回のセッション終了時には，以下の点からグループ運営を振り返り，評価することにより，反省点は次回のセッションの運営に活かす。

【評価の視点】
①リーダーとして患者に対してわかりやすく情報提供できたか。
②患者の考えを引き出すことができたか。
③患者はリラックスしていたか。
④患者が自由に語れる雰囲気であったか。
⑤患者がセッションの内容に興味を示したか，など。

〈巻末資料，用紙2-③〉

【参考資料】『薬の作用と副作用について』編

　ここでは，第3回目に行う「薬の作用と副作用について」のセッションを円滑に進めるために，主な薬剤の種類をいくつか紹介する。ただし，各医療機関によって使用される薬品名が異なるため，このセッションを運営する際には，あらかじめ各々の施設で用いられることの多い薬品名を把握しておく必要がある。

1 精神安定薬

a. 作用
　イライラする，精神的に疲れる，恐怖感，絶望感，人の声が聞こえる，見えないものが見える，ありえないことを考える，考えが空っぽになる，時間の感覚がなくなる，などの症状の改善。

b. 副作用
　口が乾く，眠気，体がだるい，よだれが出る，便秘，排尿がしにくい，さっさと行動できない，歩きにくい，しゃべりにくい，食欲不振，胃がムカムカする，立ちくらみがする，など。

c. 薬の種類

ウインタミン	ハロステン	**ジプレキサ***
エミレース	ピーゼットシー	**セロクエル***
グラマリール	ヒルナミン	**リスパダール***
ケセラン	フルメジン	**ルーラン***　など
コントミン	プロピタン	
スピロピタン	メレリル	
セレネース	バルネチール	
ドグマチール	レボトミン	
ニューレプチル	ロドピン	

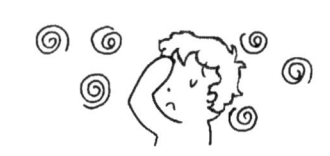

*新しいタイプの薬

2 抗不安薬

a. 作用
不安になる，緊張する，イライラする，などの症状を改善。
b. 副作用
眠気，ふらつき，体がだるい，など。
c. 薬の種類

コンスタン	ソラナックス	ワイパックス
コントール	デパス	リーゼ
セパゾン	バランス	レキソタン　など
セルシン	ホリゾン	
セレナミン	メイラックス	

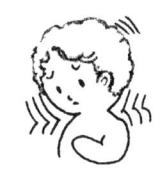

3 抗うつ薬

a. 作用
気分が沈む，意欲や食欲が出ない，などの症状を改善。
b. 副作用
眠気，排尿がしにくい，便秘，立ちくらみ，など。
c. 薬の種類

アナフラニール	トフラニール	**パキシル***
アモキサン	トリプタノール	**デプロメール***
イミドール	ルジオミール	**ルボックス*** 　など
テシプール	ドグマチール	
テトラミド	**トレドミン***	

*新しいタイプの薬

4 | 睡眠薬

a. 作用
夜中に何度も目が覚める，寝つきが悪い，朝早く目が覚める，などの症状を改善。

b. 副作用
眠気，ふらつき，など。

c. 薬の種類

アモバン	ブロバリン	ユーロジン
サイレース	ベゲタミン（A, B）*	ラボナ
ドラール	ベンザリン	リスミー
ハルシオン	マイスリー	レンドルミン　など

*ベゲタミンは，クロルプロマジン配合剤であるが，催眠効果を期待して処方されることが多いため，本書では睡眠薬として扱う。

5 | 抗パーキンソン薬

a. 作用
精神安定薬による副作用の予防および改善。

b. 副作用
食欲低下，ムカムカする，など。

c. 薬の種類

アキネトン	ドパール	ピレチア
エフピー	ドパストン	マドパー
シンメトレル	ドプス	メネシット　など
タスモリン	ネオドパストン	
ドパゾール	パーロデル	

Ⅱ. テキストの解説方法

　ここでは，看護師版心理教育を実践する際に，パンフレットをどのように活用すればよいかを具体的に解説する。パンフレットの活用方法については，各々のページをどのように説明すればよいか，どのようにグループを運営すればよいかがイメージできるように，具体的な台詞を挿入しながら解説する。

第1回目　心の病気の症状について

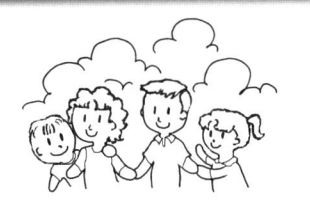

グループ学習会の要点

〈グループ学習会の目的〉

①病気や内服治療の特徴を理解する
②自分にとってのストレスに気づく
③参加者と互いに体験を共有する
④自分に合った健康的な生活の仕方を見つける

〈グループ学習会の内容〉

1. 心の病気の症状について
〔自己紹介〕
【話し合いのテーマ】
自分に当てはまる症状や気になる症状がありますか？

2. 心の病気とストレスの関係について
【話し合いのテーマ】
どのようなことにストレスを感じますか？　また，ストレスをためないためにどのような工夫をしていますか？
〔課題〕
現在飲んでいる薬の名前と種類を確認してください。〈用紙1-①〉

3. 薬の作用と副作用について
【話し合いのテーマ】
薬を飲むことで調子が良くなったこと，あるいは，薬の作用で気になることがありますか？
〔課題〕
健康チェック表を付けてみてください。〈用紙1-②〉

4. 健康的な生活を送る方法について
〔記入〕
一日の過ごし方（現在と退院後）を紙に書いてみましょう。〈用紙1-③〉
【話し合いのテーマ】
退院してから上手に暮らすために，どのような工夫をしますか？

[解説のポイント]
❖参加者を温かく歓迎する

　第1回目のセッションは，参加する患者がグループメンバーやセッション運営者に対して身構えたり，グループでどのような学習をするのだろうかと緊張していることが多いため，まず，会場に来た患者に穏やかな表情で挨拶をして歓迎する。

参加者が揃ったら,グループ学習会を開始する。

[グループ学習会の要点]
❖参加者の反応を確かめながら解説する
　参加者にグループ学習会の目的を意識してもらうために,パンフレットに基づいて説明する。このとき,パンフレットを読み上げるのではなく,一文ずつゆっくりと読み,その都度患者の反応を確かめる。そして,顔を上げて運営者の話を聴いている患者とは,視線を合わせて話しかけるように解説する。

❖グループ学習会の内容を簡単に伝える
　最初に①～④のテーマを紹介した後,それぞれの内容を紹介すると参加する患者にとっては理解しやすいようである。ただし,課題については,オリエンテーションの段階で詳細を伝えない。詳細を伝えたところで,初めて参加する患者にとっては,具体的にイメージできないばかりか,かえって混乱させることにさえなりかねないからである。したがって,この段階では,2回目と3回目のセッション終了時に「簡単」な宿題を用意していること,その課題のお手伝いを看護師が行うこと,そして,課題は決して難しいものではないことを強調して伝える。

① 学習会の進め方
■形式：少人数のグループ学習（5-7名）
■回数と時間：学習会は合計4回,毎週1回,固定の曜日,
　　　　　　　1回60-90分
■場所：（　　　　　　　　）
■持参するもの：パンフレット,筆記用具

② 参加上のルール
・あいさつをしましょう
・参加者がここで話したことを他の場所で言わないようにしましょう
・トイレに行く時は,一言断ってから行きましょう

③ コミュニケーションを良くするためのポイント
・視線を合わせる
・ジェスチャーを活用する
・明るい表情で話す
・はっきりと大きな声で話す
・人の話を最後まで聞く

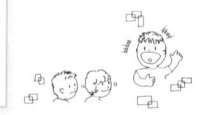

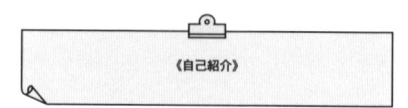

《自己紹介》

1 グループ学習会の進め方

❖具体的に説明する

　パンフレットに従って説明する。形式については，5〜7名の少人数で学習する予定であることを伝えるが，その時々の参加者数に応じて，「今回は，○名で行います」などと伝える。

　回数と時間についても伝える。この時，毎週何曜日の何時から行うのか，また，行う日にちをホワイトボードに書くなどして，パンフレットの表紙の空欄に記載してもらう。ただし，時間については，グループメンバーの特性や人数，そして，セッションのテーマによって話し合いに費やす時間が変動する旨を伝えておく。

2 参加上のルール

❖「安心して話せる場所」であることを伝える

　参加上のルールの中で特に大切にしたいのが，「参加者がここで話したことを，他の場所で言わないようにしましょう」ということである。これを説明する際には，お互いがこのルールを守り，一人で悩んでいることや疑問に思うことがあれば，何でも安心して話せる場を一緒に作り出すよう話しかける。

3 コミュニケーションを良くするためのポイント

❖常に意識することを勧める

　最初に，パンフレット記載された内容を，一つ一つ丁寧に読み上げる。そして，ここで紹介するコミュニケーションを良くするためのポイントは，グループ学習会の時だけでなく退院後の生活においても役立つものであるため，意識して活用してほしいと強調して伝える。

4 自己紹介

❖運営者から自己紹介する

　自己紹介する内容は，氏名，趣味または関心事とし，もしもグループ学習会に期待していることがあれば話してもらう。自己紹介は，セッション運営者が最初

に行う。運営者として注意したいことは，参加者の悩みなどを一緒に考えたいというスタンスを語ることであり，その姿勢を貫くことである。そして，一人の参加者が自己紹介を終えたら皆で拍手して，和やかな雰囲気を作り出す。

❖「心の病気≒精神疾患である」ことを伝える

「心の病気という言葉を聞かれたことがありますか？」と問いかけるように話すと，ほとんどの患者が頷く。そこで，「私たちがよく耳にする心の病気というのは，精神科で診てもらう病気のことをいうのです。要するに，精神疾患のことを指しているのです」と解説した後，心の病気の種類を解説する。

❖主な心の病気を伝える

心の病気の種類として，主なものだけを紹介する。それは，患者に関係のない情報を多く提供しても役に立たないばかりか，かえって混乱させることになりかねないからである。

❖参加者の理解度を確認する

まず，紹介するそう病，うつ病，神経症，統合失調症についての認知度を把握するために，「これらの病気の名前を聞いたことがありますか？」と問いかける。聞いたことがあると応答した患者には，その病気になるとどのような症状が出るかを知っている範囲で説明してもらう。

患者の説明が不十分である場合，明快でない場合は，運営者が補足説明する。

❖入院した頃に経験した症状を引き出す

「皆さん方は，どのような状況でご入院されたのでしょう？　何らかの症状らしきものが出たのではないかと思うのですが，如何ですか？　○○さん，如何でしょうか？」などと問いかけ，参加者の入院した頃に経験した症状を自然に引き出す。参加者が語る内容をしっかり聞き，相槌を打ちながら，語られた内容のポイントをホワイトボードに板書する。さらに，「◎◎さんは，○○さんのお話を聞いてどのように思われますか？」などと，可能な限り参加者の考えや思いを引き出す。

「皆さん方は，こんなふうにして，多かれ少なかれ何らかの症状が出ているようですね」などと話をまとめる。この時に，必ず参加者が語った体験の特徴を具体的に取り上げながらフィードバックする。

❖「症状は人それぞれ異なる」ことを伝える

パンフレットに戻る。「症状の種類について」では，統合失調症の主な症状を解説する。このプログラムは，統合失調症患者用として開発したものであるため，

統合失調症に焦点を当てた説明をする。この時，症状は人それぞれ異なることを強調して伝える。

　例えば，「心の病気の場合は，症状の出方が人それぞれ違うのです。先程皆さんにお話していただきました，皆さんが入院された頃に経験された症状を思い出してください。同じような症状もありますが，随分違いますよね？」と，先程ホワイトボードに板書した内容を示しながら説明する。すると，ほとんどの参加者は頷く。

❖自分の状態や症状に意識を向ける

　症状の種類を解説する前に，必ず「皆さんは，次のような症状を経験したことがありませんか？」という問いを投げかけることによって，患者自身が自分自身の状態や症状に意識を向けるよう働きかける。

❖症状別に解説する

　【感覚（知覚）の症状】，【考え（思考）の症状】，【行動（日常生活行動）の症状】について解説する際は，一度に全てを説明せず，大きく3つに分けた症状別に説明する。

❖参加者の体験を引き出してまとめる

　数名（可能であれば全参加者）を指名して，「○○さんは，今，ご紹介した症状の種類のいずれかに，当てはまるなと思えるものがありましたか？」などと質問を投げかける。そして，参加者同士が体験を共有することで，他者との自覚症状の共通点や相違点に気づけるように働きかける。そこで運営者は，「○○さんと△△さんは，人の声が聞こえるという症状があるとおっしゃいましたね。□さんは，全部あるとおっしゃいましたね。◎◎さんは，全部当てはまらないとおっしゃいましたね」と参加者の発言内容をまとめる。

❖参加者をねぎらい肯定的にフィードバックする

　続けて，「では，そのような症状が出たときには，どのようにしておられたのですか？」と問いかける。例えば，ある参加者が「人のいるところに行くと聞こえてくるので，部屋から出ないようにしていた」とか，「人のいない場所に車を運転して行った」などの経験が語られたら，「それは，とてもしんどかったですね。よく耐えましたね」などと参加者の苦しみを理解してねぎらい，また，「皆さん方は，意識しておられなかったかもしれませんが，皆さん方がとってこられた行動は，ストレスを回避するうえで好ましい行為だったのだと思いますよ」と話す。

❖「症状は人それぞれ異なる」ことを強調する

　運営者は，パンフレットの「症状の種類について」の2行目に戻り，「このように，症状は人それぞれ異なることが多いのです。例えば，風邪を引いたと言えば，ほとんどの人に熱が出ますし，咳や鼻水が出ますから風邪だとわかりやすいですよね。けれども心の病気になるといろいろな症状が出ますし，それは人それぞれ異なることが多いですし，さらには自覚症状が現れにくいという特徴もあるのです」と説明する。矢印の下の2つ目の※マークを読み上げる。

　そして，「皆さんは，周囲の方から『いつもと違うね』などと言われたことがありませんか？　例えば，『最近，楽そうだね』とか，逆に『しんどそうだね』とか，あるいは，『落ち着いたね』とか『落ち着かないようだね』などと言われたことがないですか？」と問いかけ，参加者に症状が顕在化していた過去の自分を振り返ってもらう。

　人間は誰でも辛かったことや苦しかったこと，とりわけ恥をかいたことなどの経験を忘れてしまいたい，思い出したくないと考える面をもっている。しかし，自分のとった行為については，振り返ることにより対峙しなければ，持続することや改善することができないものである。

❖疲れ具合を把握する

　参加者の話をまとめた後，「これで，今日のグループ学習会は終わりたいと思います。お疲れ様でした」と言う。その後，「疲れませんでしたか？」などと気軽に問いかけ，次回も参加してくださることを待っていると伝える。

第2回目 心の病気とストレスの関係について

心の病気とストレスの関係について

1. 原因について

心の病気の原因は、遺伝ではなくストレスと関連しているようです。

- 私達の生活環境には、いろいろなストレスがあります。
- ストレスと聞くと良くないイメージがありますが、適度のストレスは私たちが人間として成長するために必要なのです。
- 人間関係で起こるストレスは複雑なものが多いため、人の精神的な健康に悪影響をおよぼしやすいのです。
- ストレスの感じ方は、同じような環境で生活していても人それぞれ異なるのです。
- ストレスの感じ方の程度が強ければ強いほど、または、ストレスと感じるものが多ければ多いほど、精神的な健康に悪影響をおよぼしやすいのです。

それでは、心の病気にかかる人とかからない人との違いを、どのように考えればよいのでしょうか？

下の図は、《病気にかかりやすい人》と《病気にかかりにくい人》との違いを表しています。
- 「コーヒーフィルター」は、人を表しています。
- 「雨」は、ストレスを表しています。

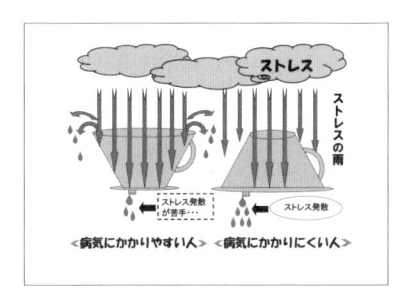

[解説のポイント]

❖ 参加者が経験したストレスを引き出す

　まず、最初に「心の病気の原因は、遺伝ではなくストレスと関連しているようです」と伝える。その後、「皆さんもストレスを経験されていると思いますので、皆さんにとってのストレスを思いつくままに教えてくださいませんか？」と言って、全ての参加者に尋ねる。運営者は、参加者の発言に頷いたり、さらに具体的に述べてもらうように促しながら、参加者が発言した内容をホワイトボードに板書する。

　一通り発言し終えたら、ホワイトボードを見てもらう。そして、「今、挙げていただいただけでも、いろいろなものがありますね。しかも、ストレスの内容をよく見ると、ほとんど（多くの場合、全て）良くないイメージによるものですよね」などと、ホワイトボードに記載した内容をまとめて話す。

❖ 「適度なストレスは必要」だと伝える

　パンフレットを見てもらう。「パンフレットにも書いていますように、私たちの生活環境には、いろいろなストレスがあるのです。皆さんがお話してくださったように、私たちはストレスという言葉を聞くと、良くないものだと思ってしま

いがちなのです。如何ですか？」と，参加者に問いかける。そして，参加者の反応を見ながら，「けれども，ストレスは私たちが人間として成長するために必要だと言われているのです。

　例えば，皆さんが幼少の頃，欲しい物を買ってもらえず怒った記憶はないですか？　それとか，学生時代には嫌でも勉強をしましたよね？　入学試験や就職試験を受けられた方もいらっしゃるのではないでしょうか？　お勤めされていた方は，職場で与えられた仕事をやり遂げるために努力されてきたのではないでしょうか？　このような経験をしている最中は，とてもしんどいですが，それを乗り越えたとき，私たちは，達成感を得たり自信をもつことができたりしますよね。そのようなご経験はありませんか？

　ですから，私たちは，全くストレスのない，ストレスがゼロの環境で生活したとすれば，我慢することや努力することのできない人間になってしまうのです。ですから，適度なストレスは，私たちが人として成長するために必要だといえるのです」と話す。

❖「人間関係に伴うストレスは厄介」だと伝える

　ホワイトボードに列挙した，参加者にとってのストレスに関する意見を活用して，「先程，皆さん方が教えてくださったストレスを見てください。すると，Aさんがお話してくださったストレスも，Bさんがお話してくださったストレスも，Cさんがお話してくださったストレスも，これらは人間関係の中で起きるものですよね（意見のほとんどが，人間関係に伴うストレスである）。パンフレットにも書いていますが，人間関係に伴うストレスは，とても複雑なものが多いですし厄介なのです。ですから，私たちの精神的健康に悪影響を及ぼしやすいのです」と話す。

❖「ストレスの感じ方は人それぞれ異なる」ことを伝える

　「ストレスの感じ方は，人それぞれ異なるのです。例えば，現在の入院生活について考えてみてください。皆さんは，今，多かれ少なかれ入院に伴うストレスを感じておられるのではないでしょうか？　けれども，入院生活の中で感じる具体的なストレスやストレスだと感じる程度は，ここにおられる皆さんの中でも全く同じではないでしょう。

　極端な例を挙げますと，ある方は，"入院していると，やりたいことが自由にできないからイライラする"と感じておられるかもしれませんし，また別のある方は"入院していると，ゆっくりしていられるから落ち着く"と感じておられる

かもしれません。このように，ストレスの感じ方というのは，同じような環境で生活していても，人それぞれ異なるのです」と話す。

❖「ストレスの強さが健康に悪影響をもたらす」ことを伝える

「ですから，ストレスを感じる程度が強ければ強いほど，また，ストレスと感じるものが多ければ多いほど，精神的な健康に悪影響をおよぼしやすいのです。如何でしょうか？ これまでの生活の中で，何か思い当たる節はないでしょうか？」と，説明した後に問いかける。

❖「病気にかかりやすい人とかかりにくい人の違い」を説明する

ここからは，ストレス─脆弱性仮説に基づいて考案した図，すなわち"コーヒーフィルター・モデル"を用いて説明する。この図は，あらかじめホワイトボードに掲示しておく。そして，参加者に次のように問いかける。「この図からは，病気にかかりやすい人とかかりにくい人との違いが，どこにあると思われますか？」と問いかける。可能な限り多くの参加者からの発言を促す。多くの場合，参加者からは，適切な回答が返ってくる。

その時，「皆さんが答えてくださったように，病気にかかりやすい人の場合は，コーヒーフィルターの間口が広いので，降り注ぐ7本のストレスの雨をどんどん吸収してしまうのですが，ストレス発散は苦手だということです。ですから，ストレスがどんどん溜まって，最後にはストレスの雨が溢れ出してしまうのです。その状況が，病気の始まりであったり，病気の再発であったりするわけです。反

この図は，同じ大きさ，同じ容量をもつ人なのに，コーヒーフィルターの間口の広さが違うために，雨の溜まり方も異なることを示しています。健康的な生活を送っている時は，コーヒーフィルターに溜まった雨が溢れ出さないように，下に空いている小さな穴から"ぽとり…ぽとり…"とドリップすることでストレスを上手に発散できているのです。けれども，雨の溜まるスピードとドリップするスピードや量のバランスが崩れると，雨がコーヒーフィルターから溢れ出してしまいます。心の病気は，このような状態のことをいうのです。

ですから，心の病気にかかるかどうかは，同じ程度のストレス環境で生活した場合でも，広い間口のコーヒーフィルターをもつ人か，小さい間口のコーヒーフィルターをもつ人かの違いによるのです。これが<u>個性の違い</u>であり，心の病気と深く関係するのです。

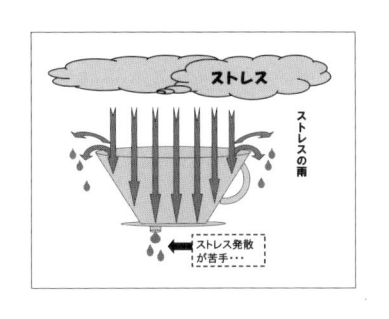

このように，<u>ストレスを溜めやすい個性</u>と<u>ストレス</u>が，心の病気と関係しているといわれています。

心の病気を治すポイントは，次の2つです。
① ストレスを軽減させること
② ストレスに強くなること

対に，病気にかかりにくい人の場合は，コーヒーフィルターの間口が狭いので，ストレスの雨が3本だけ（適度な量）しか入らないですし，ストレス発散も上手にできるのです。ですから，ストレスの雨が溢れ出したりしないというわけです」

❖みんな「同じ容量をもった人間」であることを伝える

　「ここで注目していただきたいのは，コーヒーフィルターの大きさと容量です。どちらのコーヒーフィルターも大きさと容量は同じなのです。要するに，同じ容姿の人はどこを探してもいませんが，人間としての容量は皆同じなのです」

❖「病気への罹りやすさは個性の違い」によることを伝える

　「では，病気にかかりやすい人と，かかりにくい人との違いは，どこにあると考えればよいのでしょうか？　それは，広い間口のコーヒーフィルターをもつタイプか，狭い間口のコーヒーフィルターをもつタイプかという形の違いによるのです。言い換えますと"個性の違い"だと理解することができるのです」

　「ですから，今，この病院に入院して治療を受けておられる皆さんは，間口の広いコーヒーフィルターのタイプだと理解していただくとわかりやすいと思います。そうすると，今，"かろうじて"健康でいられている私たちの場合は，間口の狭いコーヒーフィルターのタイプだと考えることができるのです。けれども，今，"かろうじて"健康である私たちも，いつ心の病気になるかはわからないのです。それは，私たちにも皆さんと同じように，常にストレスの雨が降り注いでいるからです」

❖「薬はドパミンを調節するもの」であると伝える

　パンフレットに従って解説した後，「化学伝達物質という言葉を聞かれたことがありますか？」と問いかけ，参加者の知識の程度を把握する。

　続けて，「では，ドパミンということばを聞かれたことがありますか？」と問いかけ，幻覚や妄想はドパミンが多量に出ることによって現れるといわれていることを伝える。そして，「薬は，適切な量のドパミンが出るように調整してくれる役割をもっているのです」と話す。

❖「上手に病院を利用する」ことを勧める

　パンフレットに従って解説した後，「調子が悪いと思ったら早めに受診し，また，場合によっては早めに入院して，早く退院してください。」と，強調して話す。この時，医療者である私たちは，参加者が早期退院することを願っている気持ちを伝える。また，「入院回数が多いことは，決して悪いことではないのです。

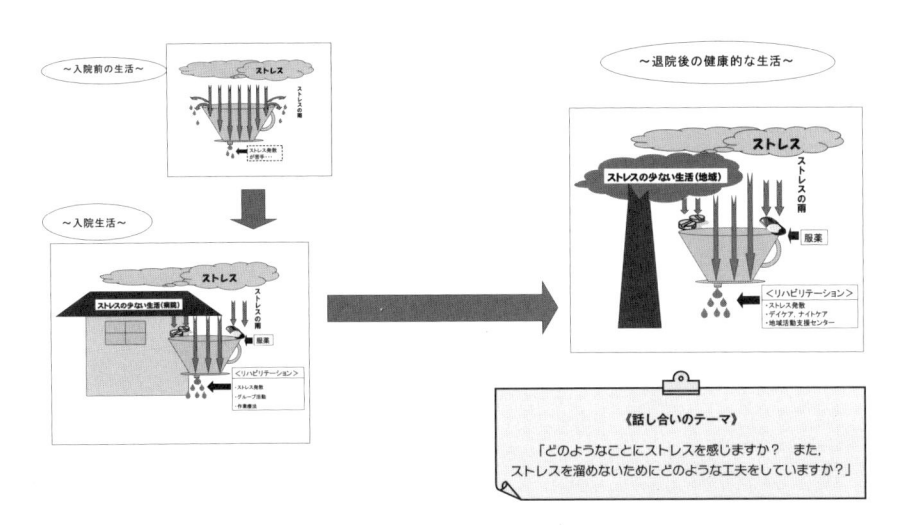

むしろ，調子が悪いのに受診せず，自宅で耐えていると，症状が悪化しますので，症状が改善するのに時間がかかったり，改善しにくくなったりすることがあるのです。ですから，上手に病院を利用していただきたいのです」と伝える。

❖「グループ学習会はリハビリテーション」だと伝える

　パンフレットに従って解説する。その時，「このグループ学習会は，グループ活動の一つとして位置づけられますので，リハビリテーションの一つなのです。それから，皆さんがご存知の作業療法も，リハビリテーションの一つなのです」と，入院生活を描いた図を示しながら説明する。そして，「この辺りのことは，ご理解いただけましたか？」と参加者に問いかける。すると，参加者から次のような反応が返ってくることがある。

【例】
- 「へぇ～，そうなんだ」
- 「作業療法って言えば単純作業なんですが，集中力を高めることができるんだなと思った」
- 「塗り絵したり，貼り絵したりするのもリハビリテーションなんですね」など。

❖入院生活と地域生活の違いを伝える

　「入院生活と退院後の生活の大きな違いは，ストレスの少ない生活を送る場所が，病院から地域に変わることです。ですので，退院後は，ストレスの少ない生活環境を作り出すことが大切だといえるのですが，環境そのものを変化させるこ

とは難しいですよね。ですから，まずは，身近なことから考えてみるとよいのではないでしょうか？ 例えば，仕事をされている方の場合は，仕事の量を少なくする，職場や職業を変えるなどが考えられますね。」

「それと，もう一つ大切なことは，リハビリテーションといえることをどんどん生活に取り込むことです。その中でも，ストレスを上手く発散することが大切です。ですから，皆さんが，楽しいと思えること，気分がスカッとすること，集中できることなどを積極的に行われるとよいでしょう」

❖ **参加者のストレス発散方法を引き出す**

「これまで皆さんは，ストレスを発散するために，どのような方法をとってこられましたか？」と問いかける。すると，参加者からは，次のような回答が返ってくることがある。

【例】

寝倒す，ドライブする，音楽を聴く，DVDを観る，映画館に映画を観に行く，など。

❖ **「退院後も薬とリハビリテーションを利用する」ことを勧める**

退院後にストレスの少ない生活環境を作り出すことは非常に難しいため，特に，それ以外の方法（服薬とリハビリテーション）を，生活の中にうまく取り入れることが大切であると説明する。

❖ **服薬に対する抵抗感を把握し軽減する**

服薬に対する参加者の反応を把握するために，「やはり，お薬を飲むことには抵抗がありますか？」と問いかける。多くの場合は，抵抗があるという反応が返ってくる。その時は，次のようにサプリメントを例に挙げて説明する。

例えば，「栄養補助食品，サプリメントについて考えてみてください。サプリメントは，食事を摂っていても不足しがちな栄養分を補うために利用するものですよね。私は，よく利用するのです。皆さん方が飲んでおられるお薬は，皆さん方に不足しているものを補ってくれているわけです。ですから，サプリメントと同じように考えることができると思うのです。如何でしょうか？」など，運営者の考え方を提示し，その反応を確認する。

❖ **次回の課題の提示**

次回のグループ学習会までに，参加者が現在服用している薬の内容を"服薬内容記入用紙〈用紙1-①〉"に記載してくることを求める。

第3回目 薬の作用と副作用について

3 薬の作用と副作用について

ここでは，精神科で処方される主な薬の作用と副作用について説明します。

1. 精神安定薬

このお薬は，イライラする，精神的に疲れる，恐怖感，絶望感，人の声が聞こえる，見えないものが見える，ありえないことを考える，考えが空っぽになる，時間の感覚がなくなる，などの症状を改善してくれます。

【種類】

薬の名前（例：ジプレキサ）	飲み方（例：朝・昼・夕食後）

【副作用】
口が乾く，眠気，体がだるい，よだれが出る，便秘，排尿がしにくい，さっさと行動できない，歩きにくい，しゃべりにくい，食欲不振，胃のむかつき，立ちくらみ　など

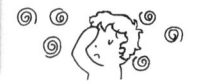

2. 抗不安薬

このお薬は，不安になる，緊張する，イライラする，などの症状を改善してくれます。

【種類】

薬の名前（例：デパス）	飲み方（例：朝・昼・夕食後）

【副作用】
眠気，ふらつき，体がだるい　など

3. 抗うつ薬

このお薬は，気分が沈む，意欲が出ない，食欲がない，などの症状を改善してくれます。

【種類】

薬の名前（例：パキシル）	飲み方（例：朝・昼・夕食後）

【副作用】
眠気，排尿がしにくい，便秘，立ちくらみ　など

[解説のポイント]

❖課題達成状況を確認する

「今日は，薬の作用と副作用について学習したいと思います」と本日のテーマを伝える。

前回の学習会の際に提示した課題ができているかどうかを確認する。そして，「今日は，皆さん方が調べてきてくださった資料を活用して，実際にご自身が飲んでおられるお薬の作用と副作用を理解していただきたいと考えています」などと伝える。

❖学習する薬の種類を伝える

「精神科で処方される主な薬には，精神安定薬，抗不安薬，抗うつ薬，睡眠薬，そして抗パーキンソン薬があります。今日は，この5つの種類のお薬に限ってご紹介します。それでは，それぞれの薬について簡単にご説明します」と前置きし，その後はパンフレットに従って説明する。説明は，一種類ずつ区切って行う。

❖精神安定薬の別名を伝える

「最初に精神安定薬についてご説明します。この精神安定薬については，他の名前で表現する主治医がいますし書物もあります。例えば，向精神薬ですとか，抗精神病薬という表現です」と説明しながら，ホワイトボードに板書する。「如何でしょうか？　皆さん聞かれたことがありますか？」などと問いかけ，参加者の発言を促す。すると，参加者は「なんとなく……」とか，「聞いたことはあります」などと答える場合が多い。そこで，「皆さんには，このパンフレットに記載している精神安定薬と，他の名前の向精神薬や抗精神病薬がほとんど同じ種類の薬であることを知っておいていただきたいと思います」と伝える。

❖知り得た情報と経験をつなぐ

参加者が経験した症状や現在も続いている症状については，第1回目の学習会で聞いているのであえて聞き出さず，ここでは，パンフレットに記載している副作用の有無を全参加者で確認し合う。こうすることによって，参加者が自分の心身に注意を向けることができ，自分の経験していることが精神症状または副作用だと気づけるように促す。

その際，運営者は，あくまでも参加者自身に情報提供するのであって，参加者の語る経験内容から，それが症状だと教え込むようなことはしない。運営者から提供された内容と自分の経験とを一致させたり，それらの類似性に気づいていくのは，参加者自身である。次のような例がある。

【例】

参加者Aさん：「口が渇きます。眠気もします。しゃべりにくいです」と発言する。

運営者：「それは具合が悪いでしょうね？　如何ですか？」などと問いかけて，症状に伴う苦痛についても聞き出す。

参加者Aさん：「そうなんです。口が渇くからしゃべりにくいし……だから，いつも水の入ったペットボトルを持ち歩いてるんです。眠いのも少しあります」

運営者：Aさんの経験内容を媒介にして，「Aさんは，今，口の渇き，眠気，しゃべりにくさがあるとおっしゃいましたが，Bさんは，如何ですか？　BさんもAさんのような症状がありますか？　または，パンフレットでご紹介した副作用の項目の中に，当てはまるなと思えるものがありましたか？」と問いかけ，可能な限り参加者が経験している副作用の種類を引き出す。

参加者Bさん：「そうですね。私もやっぱり口が渇きますし，眠気もします。

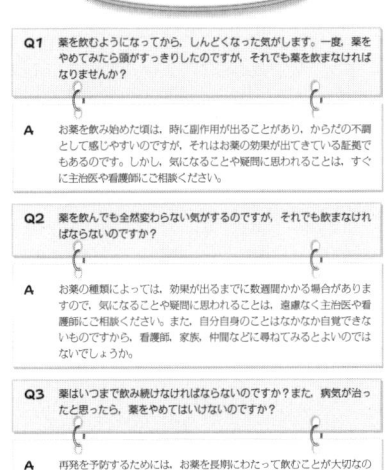

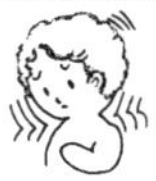

でも，しゃべりにくいってことはないです。他には……便が出にくくなりました。やっぱり，薬を飲んでるから，その副作用なんだろうなぁ」

❖ パーキンソン症状を伝える

　特に，精神安定薬の副作用を説明する際には，パーキンソン症状，あるいは，パーキンソン症候群という言葉を知っているかどうかを確認する。そして，よだれが出る，さっさと行動できない，歩きにくい，しゃべりにくいという副作用をパーキンソン症状ということについても伝える。

❖ 「現れやすい副作用は眠気」だと伝える

　パンフレットに沿って，抗不安薬，抗うつ薬，抗そう薬の内容を説明する。「ご紹介してきました5種類のお薬には，共通する副作用があることに気づかれましたか？　Cさん，如何でしょう？」などと言って，参加者の発言を促す。多くの場合，参加者は"眠気"であると見抜いて答える。

　運営者は，「精神安定薬，抗不安薬，抗うつ薬，抗そう薬に共通する副作用は，眠気なんですよね。精神科で処方されるほとんどのお薬には，大なり小なり"眠気"という副作用が出やすいのです。皆さんの場合は，如何ですか？　眠気に悩

まされることはないですか？　Dさん如何でしょう？」などと参加者に問いかける。

❖多くの副作用は永久に続くわけではないことを伝える
　「今，眠気が強くて困っておられる方も，病気の症状が改善すると，軽いお薬に変わったりお薬の量が減ったりしますので，次第に軽減してくると思います。また，皆さんの体が眠気に慣れることによって，それほど苦痛に思わなくなる場合もあります」などと伝える。

❖睡眠薬の副作用に眠気があると伝える
　睡眠薬の主な作用を説明した後に，副作用の説明をする。
　副作用の説明は，例えば，「睡眠薬の副作用に"眠気"があるって変だなと思われるかも知れませんが，これは，お薬が効きすぎて翌朝になっても，眠気が残ってしまう状況をイメージしていただくとよいかと思います」などのように行う。

❖抗パーキンソン薬は副作用止めだと伝える
　この薬は，精神安定薬の副作用を予防したり，改善したりしてくれる作用があることを伝え，今一度，精神安定薬の副作用を紹介したページに戻る。そして，精神安定薬の副作用を説明する際に取り上げたパーキンソン症状について，参加者の理解を確認すると同時に再度説明し，「抗パーキンソン薬は，このようなパーキンソン症状を予防したり，改善したりしてくれるのです。」と説明する。
　その際，抗パーキンソン薬は精神安定薬の副作用を予防したり改善したりしてくれる薬ではあるが，人によっては副作用が出ることもある旨を伝える。

❖課題を用いたワークの仕方を説明する
　「今から皆さんに，少し作業をしていただきたいと思います。まず，皆さんにお願いしていました課題の用紙を見てください。そこには，皆さんが現在飲んでおられる"薬の名前"や"種類"が書かれています。それから，先程ご説明しました"薬の作用と副作用について"のページには，それぞれ空欄が設けられていることを確認してください。今からしていただく作業は，5種類の薬別に設けられている空欄に，現在皆さんが飲んでおられる"薬の名前"と"飲み方"を書いていただくことです。空欄に書き込むときは，皆さんが調べてきてくださった課題の用紙を見ながら写してください」と，パンフレットのそれぞれのページを示しながら伝える。

❖参加者の状況を把握し，支援する
　運営者は，それぞれの参加者の理解度を確認しながら，一緒に作業を行う。ま

た，運営者の説明した内容が，参加者に理解してもらえているかどうかを把握するために，記載に誤りがないか，記載方法に戸惑っていないかなどの状況を把握し，必要に応じて参加者への助言をしたり，一緒に作業をしたりする。

❖服薬の内容を紹介し合う

　全ての参加者が作業を終えたところで，参加者からの了解を得て，今，パンフレットに記載した薬の名前と飲み方を紹介し合う。紹介し合う際には，運営者が参加者からパンフレットを借りて，全参加者に見せながら説明する。場合によっては，参加者から説明してもらうのもよい。

❖症状の変化を通して薬の効果に気づいてもらう

　「今，ご紹介していただきましたが，ここに参加しておられる皆さんは，実際にお薬を飲んでおられますよね。そこで，伺いたいのですが，皆さんは，薬を飲むようになって調子が良くなったとか，逆に，調子が悪くなったなどと感じられることがありませんか？」と問いかける。そして，可能な限り多くの参加者の経験内容を引き出す。この過程においても，参加者は自分に注意を向けること，いわゆる自己を見つめることになる。

❖参加者の疑問を引き出し解決する

　今日は，皆さんが飲んでおられる薬の作用と副作用について学習していますが，何か気になることや確認しておきたいことなどありませんか？」と問いかける。そして，参加者の率直な意見や感想を引き出す。特に，疑問については，可能な限りその場で解決するよう努めるが，運営者だけでは解決不可能なこともあるため，その場合は，後に専門スタッフを紹介する旨を伝える。

❖上手にパンフレットを活用する

　運営者は，「このパンフレットは，現在の皆さんが，どのような"種類"のお薬を飲んでおられるかということや，その"薬の名前"，"飲み方"，そして，作用と副作用がわかるようになっています。ですから，もしも気になる症状がありましたら，飲んでおられる薬の種類の副作用を確認してみてください。

　もちろん，今後も皆さん方が飲まれるお薬の名前や種類などは変わっていくと思いますが，飲んでおられる薬がどの"種類"に該当するかに注意して書き換えていただきますと，薬の作用と副作用がわかるようになっています」と説明する。

❖Q＆Aを解説する

　パンフレットに挙げた9項目を1項目ずつ解説する。解説する際は，1つの質問を読み上げた後，「皆さんも，このようなことを思われたことはないですか？」

などと問いかけることで，説明された項目の内容を参加者が自分に置き換えて考えるように働きかける。

また，参加者から，さらに具体的な質問やパンフレットに記載されていない質問が出たときは，全参加者と運営者とが一緒になって考え，可能な限りその場で解決するよう努める。しかし，運営者の専門性だけでは解決不可能なことがあるため，その場合は，後に専門スタッフを紹介する旨を伝える。

❖課題を提示する

「パンフレットの後ろにある"健康チェック用紙〈用紙1-②〉"を見てください。今回の課題は，今日から次回の学習会までの1週間，毎日，このチェック用紙の項目に沿って記入していただくというものです。記入していただく内容は，大きく2つで，内服チェックと健康チェックです。内服チェックについては，飲む度に○印を付けて欲しいのです。健康チェックについては，よくありがちな症状を記載していますので，該当するものがあればその項目の空欄に○印を付けて欲しいのです。また，パンフレットに記載されていない症状がありましたら，空欄にご自分で項目を作ってチェックしていただきたいのです」とお願いする。

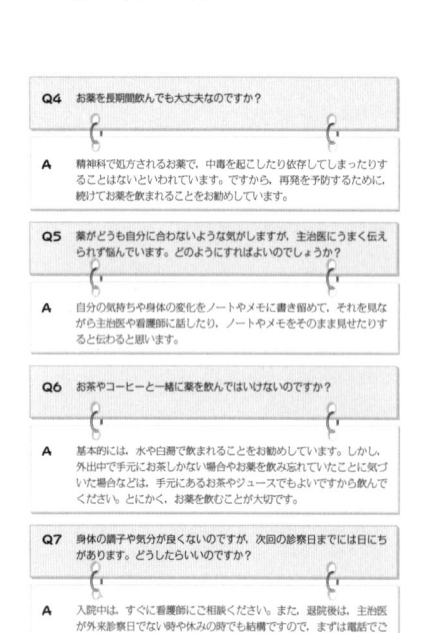

Q4	お薬を長期間飲んでも大丈夫なのですか？
A	精神科で処方されるお薬で，中毒を起こしたり依存してしまったりすることはないといわれています。ですから，再発を予防するために，続けてお薬を飲まれることをお勧めしています。

Q5	薬がどうも自分に合わないような気がしますが，主治医にうまく伝えられず悩んでいます。どのようにすればよいのでしょうか？
A	自分の気持ちや身体の変化をノートやメモに書き留めて，それを見ながら主治医や看護師に話したり，ノートやメモをそのまま見せたりすると伝わると思います。

Q6	お茶やコーヒーと一緒に薬を飲んではいけないのですか？
A	基本的には，水や白湯で飲まれることをお勧めしています。しかし，外出中で手元にお茶しかない場合やお薬を飲み忘れていたことに気づいた場合などは，手元にあるお茶やジュースでもよいですから飲んでください。とにかく，お薬を飲むことが大切です。

Q7	身体の調子や気分が良くないのですが，次回の診察日までには日にちがあります。どうしたらいいのですか？
A	入院中は，すぐに看護師にご相談ください。また，退院後は，主治医が外来診察日でない時や休みの時でも結構ですので，まずは電話でご相談ください。

Q8	(男性) 精神科の薬を飲むとインポテンツになることがありますか？
A	男性の患者様の中には，性欲の低下，射精困難，インポテンツなどの性機能障害が出ると言われる方がおられます。このような症状は，心の病気の症状が改善しますと薬の量も減りますので自然に回復しますが，一人で悩まずに主治医や看護師にご相談ください。

Q9	(女性) 精神科の薬を飲んでいる時に妊娠した場合，生まれてくる子どもになんらかの影響がありますか？
A	子どもを作る予定がある時，妊娠の可能性がある時は，一人で悩まずにすぐに主治医にご相談ください。

《話し合いのテーマ》
「薬を飲むことで調子が良くなったこと，または，薬の作用で気になることがありますか？」
《自覚していること》…(例)「楽になった」「しんどくなった」など
《周囲の人から言われること》
　　　…(例)「表情が穏やかになったね」「明るくなったね」など

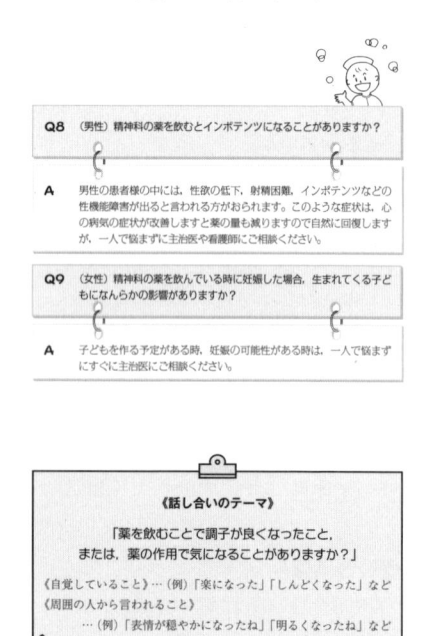

Ⅱ．テキストの解説方法　63

第4回目　健康的な生活を送る方法について

健康的な生活を送る方法について

いよいよ最後の勉強会です。
ここでは，皆さんの退院後の生活をイメージしながら一緒に学習しましょう。

1. 薬の飲み方について

① 毎日決まった時間に飲みましょう
② 飲んだらチェックをする習慣をつけましょう
③ 薬の飲み方を自分で変えることはやめましょう
④ 飲み忘れに気づいた時はすぐに飲み，次の薬は2時間ずらして飲みましょう
（入院中は，すぐに看護師に教えてください）

2. 健康的な生活を送るためのポイント

退院後に健康的な生活を送っていただくためには，次の内容を参考にして生活を見直していただくとよいでしょう。
けれども・・・

～何事も無理せず，少しずつ～

- **な**・なんでも相談する
- **く**・苦しみをわかちあう
- **す**・睡眠を十分とる
- **な**・仲間をつくる
- **く**・薬を飲む
- **す**・すぐに受診する
- **り**・利用する（施設や制度）

［解説のポイント］

❖ **本日が最終回であることを伝える**

「今日は，いよいよ最後のグループ学習会です。ですから，退院後の生活をイメージしていただきたいと思います」

［薬の飲み方について］

❖ **飲み忘れに気づいた時の対処法を理解してもらう**

パンフレットに基づいて，「薬の飲み方について」の4項目を紹介する。特に，"飲み忘れに気づいた時は直ぐに飲み，次の薬は2時間ずらして飲みましょう"という項目については，参加者に理解してもらえているかどうか確認する。例えば，「◎◎さんに質問させていただきますが，例えば，◎◎さんには，毎食後に飲まなければならない薬が出ているとします。退院後のある日，朝寝坊をしてしまい，目が覚めたら午前11時だったとしましょう。そこで，◎◎さんは，本来ならば朝食後に飲むはずの薬を，目覚めた午前11時に飲んだとします。そうす

るとお昼になりました。その日は，朝昼兼用の食事を12時に食べたとします。通常ならば，昼食後には，昼食後の薬を飲まなければなりませんが，この日は，何時以降に飲めばよいことになりますか？」など，状況設定問題を出して，飲み忘れに気づいたときの対処方法を知識として獲得してもらう。そして，とにかく服薬と服薬の間隔は，"2時間空ける"ように意識してもらう。

ただし，服薬自己管理をしている参加者には，薬の飲み忘れに気づいたら，直ぐ看護師に教えてほしいとお願いする。

❖ 前回の課題を参加者同士で共有する

「ではここで一度，前回の課題にさせていただいていました"健康チェック表"をお互いに紹介し合ってみたいと思います」という。この時，他者に見せることに抵抗を示す参加者に対しては，無理に紹介するように勧めず，記載内容を紹介する他者の話を聴いてもらう。

運営者は，一人の参加者が"健康チェック表"に記載した内容を紹介するたびに，各々の参加者の特長をまとめて全参加者にフィードバックする。例えば，「△△さんは，この1週間の間に"眠れない"日が時々あったようですね。それから，"人の声が聞こえる"という症状は毎日あるようですね。辛くなりませんか？」「辛いです。でも，その時は直ぐ看護師さんに言って，お薬をもらっています」，「そう，ご自分でこれは症状だとわかるのですか？」，「はい。わかります。ですから，看護師さんに言って，頓服の薬をもらうのです」，「そう，それは，適切な判断をなさっていますね。辛いときに，そのような行動を取ることは，決して誰にでも容易にできることではないと思いますから，△△さんの判断やとっておられる行動は，素晴らしいことだと思いますよ」などと話す。

さらに，「1週間前は4日間連続して，"よだれが出る"という項目に○印が付いていますが，ここ3日間は印が付いていませんね。ここ最近はいかがですか？」などと問いかける。「入院して，薬を飲むようになってからずっとよだれが出やすくなっていたんです。でも，この3日間は治まっています。それから幻聴も3日前ぐらいから治まっています」，「ああ，そうですか。やはり楽ですか？」，「そうですね。楽です。ずっとこのまま聞こえないでいてくれたらいいんですけど……」，「そうですよね」などと対応する。

❖ 健康チェック用紙を付けた感想を述べ合う

運営者は，「この1週間，"健康チェック用紙"を付けていただきましたが，実際に付けてみて何か感じられたことなどありませんか？」と問いかける。すると

参加者は「面倒くさかった」などと、否定的な感想を述べることがある。このような時、運営者は、「そうでしょうね。毎日、毎日付けなければならないなんて大変でしょうね。そのうえ、薬については、飲むたびに付けなければならないんですもんね。でも、きちんと付けてくださいましたよね。ありがとうございます」などと、参加者の率直な気持ちを汲み取ることと、努力に対してねぎらう。さらに、他の参加者の感想も聞く。すると、他の参加者からは、「自分の症状がだんだん少なくなっているなってわかりました」などと、肯定的な感想が述べられることもある。

❖ 健康チェック用紙活用の意義をまとめる

運営者は、「そうですか。そのように感じてもらえると嬉しいです。今、◎◎さんが言ってくださったように、この"健康チェック用紙"は、皆さん方が退院されたときに特に使用してほしいものなのです。退院すると、自分の健康は自分で管理しなければならないのです。ですから、今回していただいたように、自分の健康管理を自分でする習慣を付けていただきたいと思います」などと話す。

❖ 「何事も無理せず、少しずつ」することを勧める

健康的な生活を送るためのポイントの解説は、「退院したら、あれもしたい、これもしたいと、いろいろ考えておられるのではないでしょうか？　けれども、気を付けていただきたいことがあります。それは、"何事も無理せず、少しずつ"、皆さん方の体や心の調子と相談していってほしいのです」と伝えることが大切である。その理由として、「皆さん方は、病気の症状が軽減または消失するから退院されるのですが、その状態は、入院生活を送っておられる時のことですよね。以前、"病気とストレスの関係"についてご説明しましたが、退院していかれる先の環境は入院生活を送っておられる病院の環境とは異なりますよね。ですから、意識されるかどうかは別として、入院生活以上のストレスが加わりやすいのです」と伝える。

そして、「この考え方は、体が不自由な方が受けられるリハビリテーションと同じなのです。このような方々が行われる運動訓練は、一気にしても効果がないのです。それどころか、かえって体を悪くしてしまうのです。ですから、最初は、負担の少ない運動訓練から始め、少しずつ負担をかけていくのです。精神科のリハビリテーションも同じです。先程お伝えしましたが、少しずつ活動の種類や範囲を広げていただきたいのです」と伝える。

❖標語を説明する

　運営者は,「パンフレットにある四角の枠の中の太い文字を縦に読んでみてください」と言って, 1名の参加者を指名する。参加者に,"な・く・す・な・く・す・り"と読んでもらい, その後で運営者が「そう, "な・く・す・な・く・す・り"なんです。それぐらい, 今の皆さんにとってはお薬が大切ですので, なくさないで飲んでいただきたいという願いを込めています」と, 標語に込めた考え方を伝える。

　「最初の な という文字は, "なんでも相談する"ということです。健康的な生活を送るためには, "なんでも相談する"ことが大切なのです。皆さんには, 何でも相談できる人がいますか？」と問いかけて, 参加者に発言を引き出す。そして,「次の文字とつながるのですが, 悩みごとを抱えて苦しいときに"苦しみをわかちあう"には, 何でも話せる人が必要ですよね。このように考えますと, 次の な という文字のところに書いていますが, "仲間をつくる"ことが大切になるのです。このように考えていただくと, やはり私たちが, ストレスから身を守って, 健康的な生活を送るには, "苦しみをわかちあう"ことができ, "なんでも相談する"ことのできる"仲間をつくる"ことが大切だといえるのです。その他にも, 当たり前のことと思われるかもしれませんが, "睡眠を十分とる"こと, この学習会では薬について特に学習してきましたが"薬を飲む"ことも大切なのです。けれども調子が悪いなと思ったら"すぐに受診する"こと, そして, 必要な時は"施設や制度を利用する"ことをお勧めします。ここでいう施設というのは, これまでにもお伝えしてきましたが, デイケアであったり, ナイトケアであったり, 地域活動支援センターであったりするわけです。また, 制度というのは, 後にご説明いたしますが, 例えば, 高額療養費制度であったり, 通院医療費公費負担制度（自立支援医療費）であったり, 精神障害者保健福祉手帳であったりするわけです」という具合に説明する。

❖施設や制度は権利として利用するように促す

　参加者の中には, 施設や制度を利用すること, あるいは, 既に利用していることに対して, 申し訳ない気持ちや恥ずかしい気持ちを抱いている人がいる。そこで, 運営者は, このような参加者の気持ちを少しでも軽減できるように働きかける必要がある。

　例えば,「皆さんの中には, いまご説明しました施設や制度を利用することについて, 抵抗感がおありの方があるかもしれません。皆さんがご存じないだけで,

3. 心の健康チェックを自分で行うポイント
★次のような症状が出ていませんか？

チェック	項目
	食欲はありますか？
	夜は眠れていますか？
	イライラしたり，落ち着かない感じがしませんか？
	時間の感覚が変わったような気がしませんか？
	人気のない所で人の声が聞こえる気がしませんか？
	見えないものが見えるような気がしませんか？
	誰かに動かされる感じがしませんか？
	自分が自分でなくなる感じがしませんか？
	人に会ったり，話したくない気分になっていませんか？
	何をするのもおっくうになっていませんか？

このような時は！

- 早め，早めに受診しましょう
- 受診する勇気や気力のないときは，当院にお電話してください
  （電話番号：　　-　　-　　）
  時間帯：　　時～　　時
- 「こころの電話相談」：心の悩みごとを電話で聞いて一緒に解決策を考えてくれる公的な機関です
  （電話番号：　　-　　-　　）
  時間帯：　　時～　　時

〈お誘い〉
- 訪問看護を利用してみませんか？
- デイケア，ナイトケアを利用してみませんか？
- 地域活動支援センターを利用してみませんか？
- 作業所に通ってみませんか？

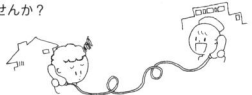

　このような制度は，実際に多くの方が上手に利用されています。遠慮する必要など全くないのです。ですから，利用できるものはどんどん利用してください。せっかくある制度なのですから利用しないとむしろ損するのですよ」などと話す。
　そして，「今ご紹介しました施設や制度の中で，利用してみたいとか，もう少し詳しく話を聞いてみたいと思われたものはありませんか？」と問いかけ，もしも詳細な情報提供を求められた場合は，「これについてはソーシャルワーカーが専門としていますので，よろしかったら後に直接ソーシャルワーカーとお話できる機会を作りましょうか？」などと，個々の参加者の希望を確認する。

❖心の健康チェックをするように勧める

　運営者は，「先程ご紹介しました，"健康的な生活を送るためのポイント"の中に"すぐに受診する"というのがありましたね？　直ぐに受診するためには，自分の健康状態を自分でチェックできなければならないですよね？　そこで，退院後は，1週間に1回とか，なんだか調子が良くないなと思われたときなどに，この"心の健康チェックを自分で行うポイント"に沿って，ご自分でチェックしてみて欲しいのです」と，心の健康を自己管理してもらえるように促す。

❖パンフレットの項目を紹介する

　「例えば，"食欲はありますか？""夜は眠れていますか？"という項目に沿って，ご自分の調子を確認して欲しいのです。ここに挙げている項目は，この1週間皆さんに付けていただいた"健康チェック用紙"に挙げている項目を文章化し

たものです」

❖ 早期受診が大切であることを強調する

　「たくさんの項目に該当する場合や，該当する症状が軽減しない場合は，"早め，早めに受診"してください。"まだ大丈夫"，"まだ我慢できる"と思って耐えているうちに，症状が強く現れることが少なくないのです。また，症状が強く現れてから治療をした場合は，早めに治療した場合と比べて，症状が改善しにくかったり，改善するまでに時間が必要になることがあるのです。ですから，皆さんがそのようにならないために，調子が悪いときは"早め，早めに受診"して欲しいのです」

❖ 一人で我慢しないように伝える

　精神症状が現れているときは，受診する勇気や気力さえも薄れることがある。また，苦しい気持ちを誰にも相談できず，一人で耐えていることがある。したがって，退院後に参加者がこのような状況に追い込まれないように予防しなければならない。そこで，病院の電話番号と電話対応が可能な時間帯，そして，電話相談に応じてくれる公的機関の電話番号と対応可能な時間帯を，最低限伝える。この時，運営者が電話番号などをホワイトボードに板書し，参加者にはパンフレットの空欄に自分で記入してもらう。

❖ 施設や制度を利用することを勧める

　次に，"健康的な生活を送るためのポイント"の一つとして紹介した"利用する（施設や制度）"に関する主なものを紹介し，利用を勧める。例えば，「皆さんにお誘いしたいことがいくつかあります。今日のグループ学習会では，退院されてからの皆さんが，"健康的な生活を送るためのポイント"について学習していますね。もう十分ご理解いただいていると思いますが，退院後の健康は自分で守ることが大切になるのです。けれども，第1回目に学習したことを思い出してください」と言って，"心の病気の症状について"のページを開いてもらう。

❖ 復習する

　「第1回目は，"心の病気の症状について"学習しました。そのページにも書いていますように，心の病気は，自覚症状が現れにくいという特徴があるのです。ですから，施設を利用すれば，そこにはたくさんの仲間がいますし専門のスタッフもいますから，自分では気づいていない変化を教えてもらえるのです。ですから，仮に，病気の症状が現れたとすると，それを早期に発見することができ，早期に受診することができるのです。ということは，早期に症状が改善することを

期待できるのです」

❖改めて施設や制度の利用を勧める

　訪問看護，デイケア，ナイトケア，地域活動支援センター，作業所について，簡単に何をする場所なのか説明する。

　例えば，「訪問看護は，皆さんのお家に時々看護師が伺って，血圧を測ったりお話をさせていただいて，皆さんが心も体も健康でいられるようにお手伝いさせていただく制度です。

　デイケアは，同じようなご病気をもっておられる方々が，日中ある一定の場所に毎日通ってきて，何かを製作したり，料理をしたり，ビデオを見たり，カラオケをしたりする場所です。デイケアでは，1週間のプログラムが用意されています。また，ナイトケアは，デイケアの夜型みたいなもので，夕方以降に通ってきて，食事をしたり，お風呂に入ったりして，仲間と過ごせる場所なのです。

　地域活動支援センターは，デイケアのように，同じようなご病気をもっておられる方々が自宅から通ってくる場所なのですが，デイケアとの違いは特にプログラムが用意されているわけではないということです。ですから，通って来られる方々は，仲間とのお話やゲームを楽しんだり，テレビを見たり，パソコンで楽しんだりすることができますし，横になっていたい方は横になっていてもよいのです。要するに，"憩いの場所"みたいな所だと考えていただけばよいでしょう。

　作業所は，同じようなご病気をもっておられる方々が，日中ある一定の場所に通ってきて，作業をする所です。作業の内容は，さまざまな会社の下請けの仕事であることが多いですから，仲間と一緒に内職をするというイメージです。作業所では，仕事をするわけですから，お小遣い程度ですがお給料が出ます」などと説明する。

　そして，「施設や制度の利用については，決して皆さんに強要しませんが，利用されると毎日の生活にメリハリが付き，規則正しい生活が送れるようになり，仲間も増えていくと思います」などと，施設や制度を有効に利用してもらえるように伝える。

❖生活スタイルを見直すように勧める

　「参加者が退院後に健康的な生活を送るためには，入院前の生活スタイルを振り返り，ストレスの少ない生活スタイルに改善することが大切であり，それが再発予防の第一歩なのです。"健康的な生活を送るためのポイント"を説明する中で，退院後は，"何事も無理せず，少しずつ"始めることが大切であることを伝

えましたが，それは，退院後の生活スタイルを見直してもらうためなのです」

❖生活スタイル見直し用紙を用いてワークする

「退院後に皆さん方が，入院前と同じ生活をされるのは，大きな負担がかかりますのでお勧めできないのです。ですから，退院後の生活は，入院前の生活よりも負担の少ない生活を送るように工夫されることをお勧めします。今から，この用紙を用いて，まずは皆さん方の入院前の生活を思い起こして書いていただき，その後で，退院後はどのような生活に改善することができるか書いてみてください」という。この時，運営者はホワイトボードを活用して，自分の今の生活スタイルを書き出しながら，参加者の記載状況にも目を向ける。そして，参加者が考え込んだり，書き方に戸惑っているなどの姿を見かけたときは，助言したり一緒に考える。

❖皆で考える（話し合いのテーマ）

参加者が記載した"生活スタイル見直し用紙"を互いに紹介し合う。そして，退院後の生活スタイルに無理がないか，あるいは，他に良い方法がないかを参加者全員で一緒に考える。さらに，退院後，健康的な生活を送るには，どのような工夫をすればよいかを話し合う。

❖まとめる

参加者個々人が考え出した，退院後の自分の生活スタイルの良い点に着目し，「これは良いアイデアですよね」などと他の参加者を巻き込みながらフィードバックする。そして，「退院後は，今日考えてくださったような生活が送れるように意識していただくと，無理のない生活が送れるのではないかと思います」とまとめる。

❖退院後に想定される困りごとの解決方法を伝える

最後に，参加者が退院後の生活で戸惑ったり困ったりすると考えられることを，パンフレットに従って4点のみ説明する。特に，薬の飲み方に関する項目は，退院後の参加者が主体的に服薬できるように医療者も支援するつもりでいることを伝えることになる。

❖保健福祉制度と施設について復習する

パンフレットに記載しているものに限定して，極力簡単に解説する。そして，詳細を知りたい場合は，ソーシャルワーカーを紹介する旨を伝える。

解説する際は，次のように伝えるとよい。

「高額療養費制度というのがあります。ご存知ですか？　簡単に言いますと，

Ⅱ．テキストの解説方法　71

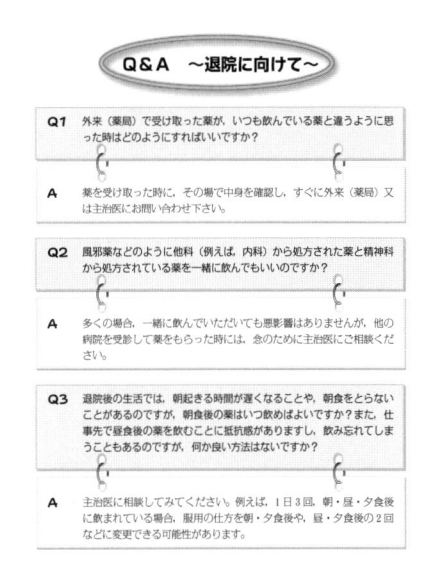

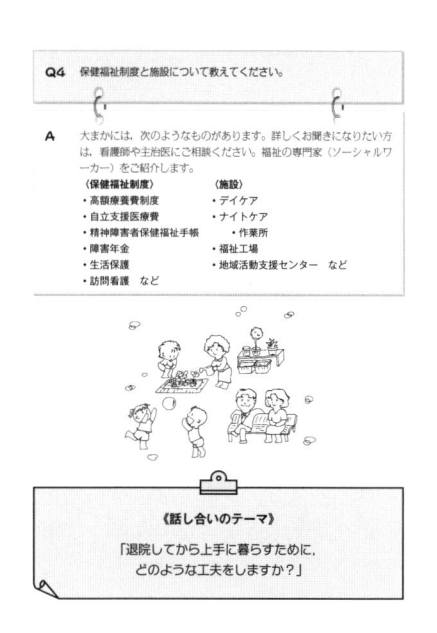

この制度は，1カ月間にかかった医療費がある一定額よりも多かった場合に，手続きをとれば払い過ぎていた分のお金を返してもらえるというものです。この制度を利用することは恥ずかしいことでもなんでもないですし，誰でも利用していますよ。ですから，損をしないように上手に利用してくださいね」

「自立支援医療費という制度があります。皆さんには，退院後も外来に通院していただかなければならなくなりますよね。長期にわたって通院することになりますと，医療費が負担になりますよね。この制度は，少しでも皆さんに医療費の負担がかからないようにするためのものです。実際に今は，国民健康保険の方も社会保険の方も全て3割自己負担しなければならなくなっていますね。自立支援医療費という制度は，皆さんに医療費を1割だけ負担していただき，他は公的な費用で賄ってくれるというものなのです」

「精神障害者保健福祉手帳というものがあります。ご存知ですか？　これは，以前からあった身体障害者手帳と同じようなものなのです。例えば，この手帳を持っていると公共交通機関や映画館の利用料金が割安になるなどのメリットがあるのです。けれども，そんな手帳はいらないとおっしゃる方もありますから，全ての方が持っておられるわけではないのです」

「障害年金というものがあります。これは，障害をもっているために働きたいのに働けないなどという方の生活を保障するための制度です。これは，年金ですからお金が出るのです」

「生活保護というものもあります。これは，いろいろな制度を受けているけれども，最低限の生活ができない場合に利用できる福祉の制度です」

「訪問看護です。これは，今までに何度かご紹介してきましたが，皆さんのご自宅に看護師が伺って健康チェックや困りごとの相談にのらせていただくような制度です」

「デイケアも何度かご紹介しましたが，これは，同じようなご病気をおもちの方が，日中にある一定の場所（デイケア）に自宅から通い，そこで用意されている活動，例えば，作業，カラオケ，ゲーム，調理，お話会などを仲間と一緒にする場所なのです。退院後，特に仕事をする予定のない方や，家で何かをする予定のない方にとっては，人と話す機会が少なくなるでしょうし，家にこもったような生活を送ることになるかもしれません。そうすると，生活リズムが乱れてしまい，心の調子を崩してしまうことがありますので，それを予防するうえでもデイケアを利用し，メリハリのある生活を送られることが好ましいと思います」

「ナイトケアについても，これまでにご紹介しましたね。これは，簡単に言うと夜型のデイケアなのです。ただ，ナイトケアでは，デイケアのように作業や調理など，することがきっちりと決まっているわけではなく，仲間と食事をしたり，お風呂に入ったり，話し合いをしたりといった感じでくつろぐ場所だと理解していただけばよいと思います」

「それから作業所についても，これまでに何度かお話ししてきました。ある一定の場所で，同じような病気をもつ仲間と一緒に内職のような作業をする場所です」

「福祉工場というものもあります。これは，企業に勤めるのと同じ扱いになりますから，お給料も作業所とは異なり，労働者としての最低賃金はもらえます。その代わりに，そのときの調子で，出勤したりしなかったりするわけにはいかないのです。このような点で，作業所とは大きく違うのです」

「最後にご紹介していますのが，地域活動支援センターです。これは先程ご紹介しましたように憩いの場所のことなのです」「これらの制度を利用するには，手続きが必要になりますので，それらの専門家であるソーシャルワーカーにご相談されるのが最もよいと思います。ですが，皆さんがケースワーカーに会う機会

は少ないと思いますので，入院中は近くにいる看護師や主治医に話してくだされば，ソーシャルワーカーをご紹介いたします」と伝えておく。

❖**上手な暮らし方について話し合う**
　「退院後に健康的な生活を送るために，どのようなことに気を付けようとお考えですか？」と問いかけ，参加者同士で意見交換する。運営者は，参加者から出た意見に対応しながらホワイトボードに板書する。

❖**意見をまとめる**
　「退院後の健康管理は，全て皆さんに任されています。ストレスを発散するかどうかもそうですし，お薬を飲み続けるかどうかもそうですね」

CHAPTER 3
理　論　編

　本章では，実践編で紹介した看護師版心理教育プログラムを統合失調症患者本人に実施した，一つの看護実践研究の成果を記述する。したがって，研究の成果を記述する前に，研究の目的，前提，そして方法の概要を述べておきたい。しかし，内容的に取っ付きにくいと思われるため，その場合は結果から読み進めていただければ十分である。特に，研究の前提は，ここで初めてシンボリック相互作用論と出会った読者にとって読み進めにくい箇所であろうと思われるが，本書で記述した統合失調症患者の経験世界を解釈する上でどうしても外せない重要な部分である。どうか，ご了承いただきたい。

Ｉ．研究の目的と目標

　この研究の目的は，看護師版心理教育プログラムが，精神科急性期治療病棟に入院中の統合失調症患者の服薬と病気の受け止めにどのような影響を与えるかを記述し，プログラムの有用性を検討することであった。具体的には，次の3点を目標として設定した。
①看護師版心理教育プログラムを受ける統合失調症患者が，自らの服薬と病気を受け止める過程を記述する。
②看護師版心理教育プログラムが，統合失調症患者の服薬と病気の知識，精神症状に及ぼす影響を明らかにする。
③上記①および②を通して，看護師版心理教育プログラムの臨床における有用性を検討する。

II. 研究の前提

本研究は，Mead, G. H. に継ぐ Blumer, H. によるシンボリック相互作用論を理論前提とした。

シンボリック相互作用論とは，シンボルを通じての人間の相互作用過程に焦点を置き，社会による人間の形成と人間による社会の形成という問題，つまり，人間と社会との関係についての基本的問題を明らかにしようとするものである（船津，1976，p 1）。

Blumer, H. によれば，シンボリック相互作用論は，「人間集団と人間行動の科学的研究のための，現実的なアプローチ」であり，「その対象とする経験世界は，こういう人間の集団と行動とからなる，ありのままの世界である」（Blumer, H., 1969, p 60）。Blumer, H. は，人間が直面する状況や周囲の様子の構成を表示するためには，「世界」という言葉を用いることが適切であり，人々の行為の意味を理解するためには，人々の対象の世界を特定化することが必要である（Blumer, H., 1969, p 14）と考えた。また，その方法論的スタンスは，「経験的社会的世界の直接的な検討」であり，「その世界を，直接に，注意深く，また探索的に検討することによって，発見され，掘り起こされるべきものである」とし，経験的社会的世界に対して，注意深く検討してデータ収集すること，そのデータのカテゴリー間の関係を取り出すこと，そして，そのような命題を理論的な図式へと構成し，これを再度検討することである（Blumer H, 1969, p 60-62）と述べた。

すなわち，Blumer, H. のシンボリック相互作用論は，「人間の行為を出発点として社会を考察する「行為理論」であり，特に，人間の内的側面の理解を通じて，「解釈過程」を浮彫りにし，それを契機として生ずる人間の主体的あり方を明らかにすることを目指し，それを具体的に把握するために，行為者の立場に立ち，感受概念を用い，質的データを分析するという方法を持つものである。それは，現代社会科学のあり方への鋭い批判となるものであり，また独自の内容をもつ新しい理論の形成とユニークな方法の確立を意図するものである」（船津，1976，p 40）。

シンボリック相互作用論が立脚する前提は，①人間はものごとが自分に対してもつ意味にのっとってそのものごとに対して行為し，②ものごとの意味は個人がその仲間と一緒に参加する社会的相互作用から導き出され，③個人が出会ったも

のごとに対処する中でその個人が用いる解釈の過程によって扱われたり修正されたりすると捉える，という3つである（Blumer, H., p 2）。

このシンボリック相互作用論では，「ものごとの意味は，社会的相互作用の文脈の中で形成され，人々によってその文脈から引き出されるもの」，つまり，社会的産物と考えられている。また，意味は，行為者が自分の行為しているものごとを自分に対して表示する過程と，それを解釈する過程の2つからなる自己との相互作用 self-interaction を通して生じ，その役割を果たす（Blumer, H., p 5-7）と捉える。

したがって，シンボリック相互作用論のもつ人間観は，深い意味で「社会的」であり，自分に対して作用した何らかの要因への反応を単に解放するだけではなく，自分が考慮したものごとに立脚して行為を作り出していく生命体として認識される。つまり，自分が気づいたものごとを対象とし，意味を与え，その意味を自分の行為を方向づけるために使用するという，自己表示の過程にかかわるのである。それは，自己表示の過程を通して行われる解釈から生じてくる行為なのである。この意味において，自己表示にかかわる人間とは，単に反応するだけの生命体ではなく，行為する生命体だと捉えられるのである（Blumer, H., p 18-19）。

このように Blumer, H. は，人間の主体性を強調し，その形成を「解釈過程」に求め定式化し，顕在化させ，拡大させたが，それを可能にする「自我」については必ずしも明確とはいえず，これについては Mead, G. H.（1934）の見解に依拠し，「解釈過程」そのものの内的理論構造については述べていない（船津，p 39-41）。そこで，内的理論構造については，Mead, G. H.（1934）の自我論に依拠し，「行為者の見地」を取ることによって解釈する。

Mead, G. H.（1934, p 164～191）は，個人の自我の十全な発達にとって，社会全体もしくは組織化された社会の広範な諸活動を，個人個人の経験の領域に移入することこそが不可欠であるとし，この組織化された諸活動を「一般化された他者」と表現した。また，自我は，本質的に「主我（I）」と「客我（me）」という2つの識別できる側面を伴いながら進行する社会過程であるとした。つまり，人間の自我は，主我（I）と客我（me）との相互作用によって，形成されるとした。

Mead, G. H. は，主我（I）とは，他者の態度に対する生物体の反応であり，客我（me）とは，他者の態度と生物体自身が想定しているものの組織化されたセットであるとし，人は他者の態度が組織化されたところの客我（me）に対して主我（I）として感応するとした。そして，主我（I）と客我（me）との関わり

から，人間の自我を捉えようとした。

　本研究は，統合失調症患者が，看護師版心理教育プログラムに参加することにより，自らにとっての服薬と病気をどのように受け止めるのかを，介入前後に患者から聴取した語りの内容を患者の見地から捉え，変化する認識の過程を記述することを見指して実施した。

　統合失調症患者は，集団で行われる心理教育プログラムに参加することにより，医療者からの情報を得ること，同じ疾患をもつ仲間の経験を知ること，そして，医療者からの肯定的フィードバックを受けることが可能となる。また，プログラムに参加する患者は，その日，その時，その場所に同席する他者，すなわち統合失調症患者や援助者との相互作用および自己との相互作用を通して，ものごとを解釈し意味づけることによって，自らの価値や信念を変化させると考えられる。

　ただし，本研究の対象者は，統合失調症患者という前提がある。この病気は，幻覚および妄想を主症状とした病的体験を患者に引き起こさせる。したがって，患者の中には，思考過程に障害を来たし独特の理解に基づいて言語化する者や，多くを語らない，または，十分に語れない者がいるため，インタビューを通して患者に語らせることや，その内容を研究者が解釈すること自体に困難さはある。しかし，本研究では，あえてその困難さに挑戦し，統合失調症患者が服薬と病気を受け止める過程を記述することに重点を置いた。

　本研究においてシンボリック相互作用論を理論前提にした根拠は，このような統合失調症患者の経験世界を行為者の見地から解釈し，それを感受概念で説明することによって浮き彫りにすることが可能であり，かつ，人間の主体性を明らかにする新しい理論の形成に貢献すると考えたからである。

III. 研究の概念枠組み

本研究の概念枠組みは，図3-1に示したとおりである。

看護師版心理教育プログラムは，心の病気の症状，心の病気とストレスの関係，薬の作用と副作用，健康的な生活を送る方法，の4項目で構成したパンフレットを用いて，プログラムを運営する看護師と参加する患者との間で情報の提供と情報の共有を行う教育的な介入である。そして，患者の主観的側面を重視して共に考えることを大切にした心理教育を実施することにより，患者が処方されている薬や自らの病気に関する知識を獲得し，服薬と病気を受け止めることを促進する。

本プログラムは患者指導とは異なり，情報の提供，情報の共有，そして心理的サポートを行うものである。したがって，プログラムに参加する患者同士，あるいは患者とプログラムを運営する看護師との間に相互作用が発生する。この相互作用は，単に自己と他者との間だけではなく，参加するそれぞれの自己の内面においても発生すると考えられる。そして，看護師版心理教育プログラムに参加する患者は，服薬と病気の知識を獲得するだけでなく情報を共有する過程で互いに言葉や身振りで表示し，それを解釈する行為を幾度となく繰り返すことにより，常に服薬と病気の受け止めを変化させていると考えられる。

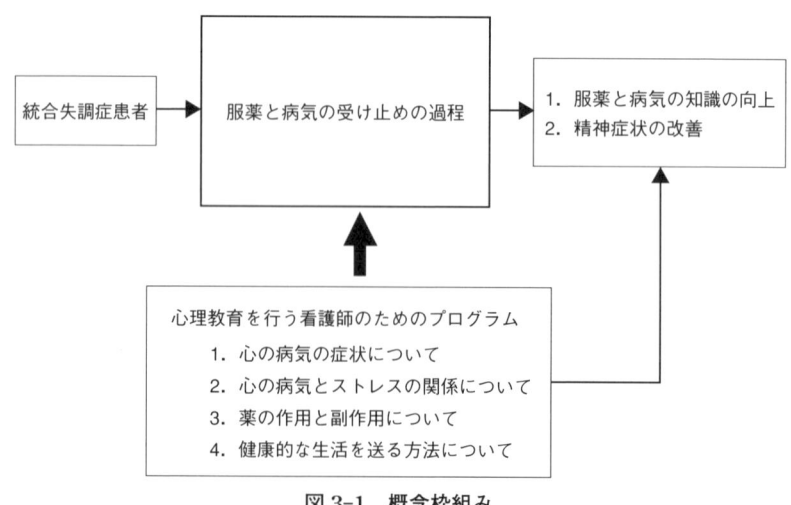

図3-1 概念枠組み

Ⅳ. 研究デザイン

　本研究は，便宜的標本抽出法で得た対象者に対する介入研究であり，開発した看護師版心理教育プログラムを介入として実施し，半構成的インタビューを通して介入による対象者の変化を探求する質的・量的研究である。また，介入による対象者の変化について，構成的質問紙（自記式，他記式）を用いて量的に記述し，質的に記述した結果の解釈に用いる並行的トライアンギュレーション*である（図3-2参照）。このように，質的研究と量的研究を並行的に実施するトライアンギュレーションを用いた目的は，質的に詳述した対象者の主観的経験に基づくモデルと量的に示す数値を連結することによって，より多角的に検討できると考えたからである。

---

* トライアンギュレーション triangulation とは，ある研究課題を達成するために，質的研究と量的研究を一緒に用いる研究方法であり，最近ではミックスメソッド mixed methods とも表現されている。

80　Chapter 3　理論編

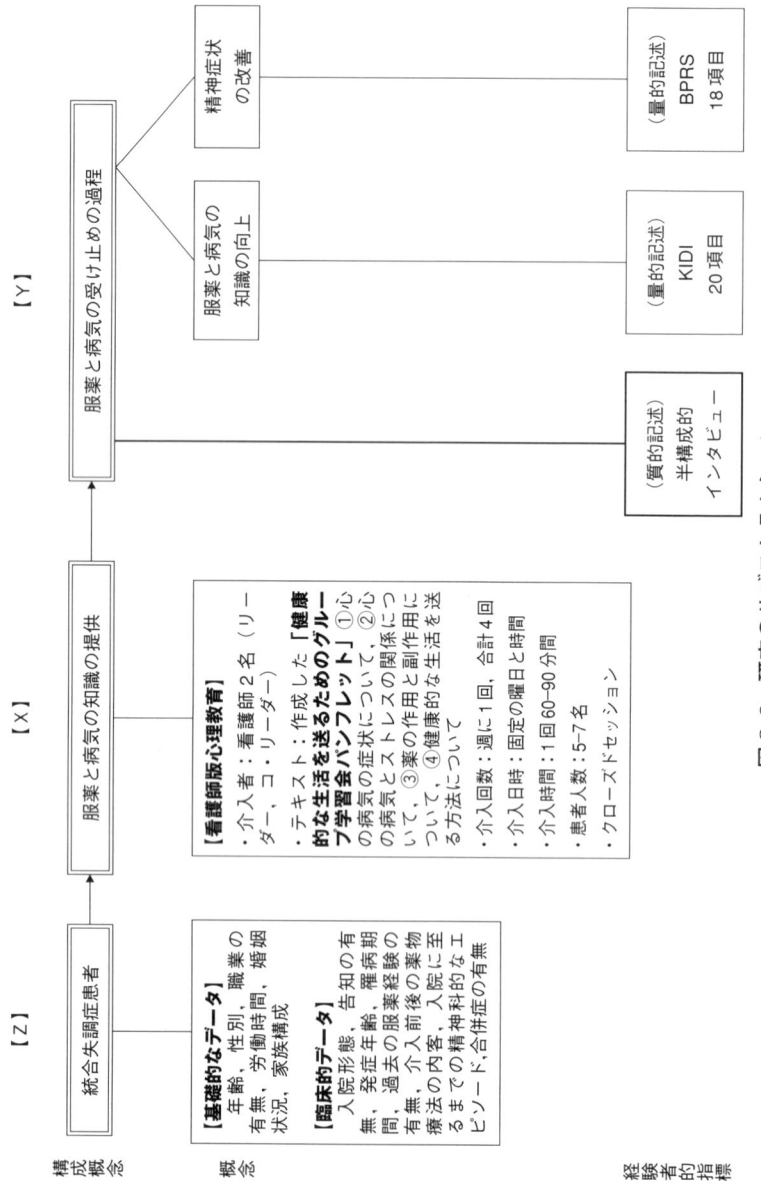

```
                [Z]              [X]                          [Y]
                                                服薬と病気の受け止めのための過程
         統合失調症患者    服薬と病気の知識の提供    ┌──────┼──────┐
構成                                          服薬と病気の      精神症状
概念                                          知識の向上        の改善

        【基礎的なデータ】    【看護師版心理教育】
        年齢、性別、職業の   ・介入者：看護師2名（リー
        有無、労働時間、婚姻  ダー、コ・リーダー）
概       状況、家族構成      ・テキスト：作成した「健康
念                        的な生活を送るためのグルー
        【臨床的データ】     プ学習会パンフレット」①心
        入院形態、告知の有   の病気の症状について、②心
        無、発症年齢、罹病期  の病気とストレスの関係につ
        間、過去の服薬の経験  いて、③薬の作用と副作用に
        有無、介入前後の薬物  ついて、④健康的な生活を送
        療法の内容、入院に至  る方法について
        るまでの精神科的なエ  ・介入回数：週に1回、合計4回
        ピソード、合併症の有無 ・介入日時：固定の曜日と時間
                          ・介入時間：1回60-90分間
                          ・患者人数：5～7名
                          ・クローズドセッション

                                        （質的記述）     （量的記述）    （量的記述）
経験者的                                  半構成的        KIDI         BPRS
指標                                     インタビュー     20項目        18項目
```

図3-2　研究のサブストラクション

Ⅴ. 研究上の問いと仮説

A 研究上の問い

①心理教育に参加した患者は，服薬をどのように受け止めるのだろうか。
②心理教育に参加した患者は，病気をどのように受け止めるのだろうか。
③心理教育を受けた患者の服薬の受け止めと病気の受け止めは，どのように関係しているのだろうか。

B 仮　　説

①心理教育に参加した患者の服薬および病気の知識は，心理教育に参加する前よりも後の方が高くなり，総合得点は高くなる。
②心理教育に参加した患者の精神症状は，心理教育に参加する前よりも後の方が改善し，得点は低くなる。
③心理教育に参加した患者は，精神症状が改善すれば服薬および病気の知識が高くなる。

VI. 研究の方法

　対象者は，精神科急性期治療病棟で入院治療を受けている年齢20歳以上の統合失調症患者のうち，入院形態が任意入院または医療保護入院である者，言語的コミュニケーションが図れる者，1時間程度のセッションに参加可能な者，そして本研究に同意した者とした。ただし，認知症および精神発達遅滞など明白な知的障害を有する者や，医師または看護師が不適当と判断した者については対象から外した。

　データ収集には，プログラムに参加した患者の特性を把握するための「患者基礎データ票」と，プログラムを評価するための「プログラム評価票」を用いた。「患者基礎データ票」の内容は，①人口統計学的データ（年齢，性別，職業の有無，労働時間，婚姻状況，家族構成）と，②臨床的データ（入院形態，統合失調症の病型分類，告知の有無，発症年齢，罹病期間，過去の服薬経験の有無，介入前後の薬物療法の内容，入院に至るまでの精神科的なエピソード，合併症の有無）で構成した。一方，「プログラム評価票」の内容は，服薬と病気の受け止めの過程，服薬と病気の知識，精神症状で構成した。このうち，服薬と病気の受け止めの過程についてのデータ収集は質的アプローチによる方法を，服薬と病気の知識，精神症状についてのデータ収集は量的アプローチによる方法を採用した。

　これら全てのデータ収集は，看護師版心理教育プログラムの介入前後1週間以内に，1名の研究補助者（看護学修士）が実施したが，薬物療法の内容を除く患者基礎データについては，介入前のみ実施した。

A 「プログラム評価票」の内容とデータ収集方法

1 質的アプローチによる方法

　服薬と病気の受け止めの過程については，「服用中の薬についてどのような説明を受けているか」「精神科の薬を飲むことについての考え」「心の病気に関するイメージ」「退院後にどのような生活を送りたいか」を事前・事後共通で聞き，事後のみ「服薬を継続する意識」「服薬を継続するための工夫」「参加者からどのようなことを得たか」「心理教育で何かを得ることができたか」「心理教育の良

点と悪い点」を作成した半構成的インタビューを実施した。その際，患者の了解を得てカセットテープレコーダーに会話内容を収録し，一方，フィールドノートに患者の表情，姿勢，動作など一般的な行動を記録した。

2 | 量的アプローチによる方法

　使用した尺度は，心理教育を受けた患者の服薬と病気の知識を把握する疾病薬物知識度調査（Knowledge of Illness and Drug Inventory: KIDI，前田ら，1994，連理，1995），精神症状を把握する包括的精神症状評価尺度（Brief Psychiatric Rating Scale: BPRS，熊谷ら，1990）である。

a. 疾病薬物知識度調査（KIDI）20 項目

　この尺度は，精神症状に関する項目群 10 項目と精神科薬物に関する項目群 10 項目で構成され，合計 20 項目からなる自記式質問紙である。また，各項目の回答は三者択一形式で求め，正解は 1 問 1 点とし，合計 20 点満点で計算される。なお，本研究におけるクロンバック α 係数は，0.83 であった。

b. 包括的精神症状評価尺度（BPRS）18 項目

　この尺度は，言葉に関する項目群 13 項目と行動に関する項目群 5 項目，合計 18 項目からなり，面接を通して観察者が測定する他記式評価尺度である。また，各項目の重症度は，7 段階で評定され，得点が低いほど良い。なお，本研究におけるクロンバック α 係数は，0.76 であった。

B　データ分析の方法

1 | 質的データの分析（帰納的分析）

　介入前後にインタビューして収録した患者の語りを逐語録に起こし，それを一事例ごとに編集した。また，データ分析に先立ち，評価者からインタビューの様子について報告を受けた。そして，インタビューの内容を収録したカセットテープを聞き，評価者が記載したフィールドノートを読み，介入時の患者の様子をイメージしながら逐語録を熟読した。その逐語録の内容を「服薬に対する認識」

「病気に対する認識」「自覚する症状」「プログラムの満足度」「生活上の工夫」の観点から帰納的に分析し，概念を生成した。この概念を生成する過程では，患者間，グループ間，施設間での継続的比較分析を用い，生成した概念の類似と相違を明確化し，概念の精密さおよび妥当性を高めた。

そして，生成した概念を構造化し，統合失調症患者の『服薬と病気の受け止めの過程』が説明出来るモデルを作成した。

なお，概念生成および作成したモデルの妥当性を高めるために，分析結果を評価者にフィードバックして助言を受けた。評価者に助言を求める際は，インタビューを通して得た感覚や気づきに基づいて，「生成した概念は，インタビューの際に患者が語った内容を表現しているか」「作成したモデルは，インタビューを通して感じた患者の認識の変化を表しているか」について意見を求めた。

2 量的データの分析（統計解析）

介入による患者の服薬および病気の知識と精神症状に関する総得点と，下位尺度の得点の差の検定には，対応のある t 検定を用いた。また，服薬および病気の知識と精神症状との関連性の検討には，ピアソンの積率相関係数を算出した。さらに，重回帰分析を用いた。統計解析には，SPSS 12.0 J for Windows を使用した。

C 倫理的配慮

研究に先立ち，所属機関の研究倫理審査委員会の審査と承認を受けた。その後，事前に次の内容を記載した研究協力依頼書と同意書を作成し，書面に基づいて十分な説明を行って同意を得た。同意が得られた患者からは，同意書に氏名を記入してもらった。なお，同意書は2部用意して1部を患者に渡し，1部を研究者が保管した。

研究協力依頼書の概要は，次のとおりである。
①研究に同意した後にも，いつでも同意を撤回出来る
②研究を通して知り得たプライバシーにかかわる情報は匿名化して扱う
③本研究に協力したことで精神状態が悪化したときは適切な処置をする
④本研究に対する質問についてはその都度回答する
⑤本研究で使用したカセットテープは研究終了時に破棄する

Ⅶ. 結　　果

A 看護師版心理教育プログラムに参加した対象者の特性

1 人口統計学的データ

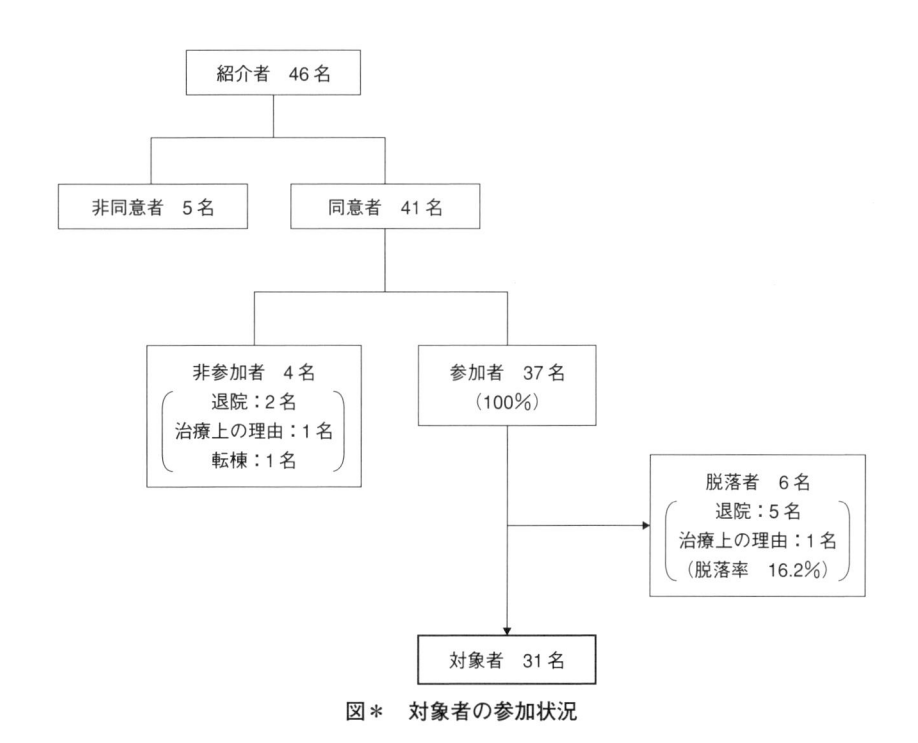

　対象者は，精神科急性期治療病棟に入院中の統合失調症患者31名（男性14名，女性17名）であった。年齢は20～70歳で，平均年齢44.2（$SD=14.7$）歳であった。学歴は，大学卒業8名，大学在学中2名，大学中退1名，専門学校卒業3名，高等学校卒業10名，高等学校（通信制）在学中1名，高等学校中退1名，中学校卒業5名であった。職業は，あり8名，なし23名，婚姻状況は，未婚22

```
              紹介者 46名
                 │
        ┌────────┴────────┐
    非同意者 5名        同意者 41名
                           │
                  ┌────────┴────────┐
              非参加者 4名        参加者 37名
              ( 退院：2名 )        （100%）
              ( 治療上の理由：1名 )    │
              ( 転棟：1名 )          │
                                    ├──────→ 脱落者 6名
                                    │       ( 退院：5名 )
                                    │       ( 治療上の理由：1名 )
                                    │       （脱落率 16.2%）
                                    ↓
                                対象者 31名
```

図＊　対象者の参加状況

名，既婚7名，離婚2名であった。
　対象者の参加状況については，協力施設からの紹介者46名，そのうち同意が取れなかった者5名，同意はしたが参加できなかった者4名，そして脱落者6名（脱落率16.2％）であった（図＊参照）。なお，脱落の理由は，退院，転棟，治療によるものであり，いずれも本人の意思によるものではなかった。

2　臨床的データ

　入院回数は，初回〜10回，平均3.6（$SD=2.6$）回であった。入院形態は，任意入院が10名，医療保護入院が21名であった。病名告知は，告知されている者25名，告知されていない者5名であった。発症年齢は12〜62歳で，平均発症年齢は27.8（$SD=10.2$）歳であった。罹病期間は0〜45年で，平均罹病期間は16.4（$SD=13.5$）年であった。過去の服薬経験は，あり29名，なし2名であり，服薬経験者の中には，服薬中断経験がある者26名，ない者3名であった。心理教育開始までの入院日数は，9〜142日，平均49.0（$SD=32.0$）日であった。
　薬物療法の内容については，クロールプロマジン等価換算値（CP等価換算値）を算出し，介入前後で比較した。結果，介入前のCP等価換算値は40〜2680.3 mg，平均値767.9（$SD=604.0$）mg，介入後は105〜2680.3 mg，平均値767.2（$SD=618.2$）mgであり，有意な差はみられなかった（対応のあるt検定）。

3　看護師版心理教育プログラムの実施グループ数とグループサイズ

　実施したグループ数は，合計11グループであり，看護師版心理教育プログラムを運営する際のグループサイズは，1グループあたり2〜6名，平均3.4名（$SD=1.2$）であった。

B 統合失調症患者の服薬と病気の受け止めの過程 （質的研究）

　看護師版心理教育プログラムに参加した統合失調症患者は，自らにとっての服薬と病気をどのように受け止めていくのであろうか。この疑問を解決するために，患者本人からの協力を得て，心理教育に参加する前と後に個別インタビューを実施した。その時間は，1回あたり平均40分間以上を要するものであった。この貴重な語りを用いて，統合失調症を患う彼らの内面の変化を紹介する。

　分析過程では，彼らの語りに基づいて概念を生成した。その概念は，抽象度の高い順に，コアカテゴリー，カテゴリー，概念という用語で表し，表記の際は，コアカテゴリーとカテゴリーに【　】，概念に〈　〉を付けて区別した。また，彼らによって語られた具体的な内容は，フォントサイズを小さくして枠で囲った。なお，語りの内容は彼らが用いた言葉を大切に扱いたいと考えたため，あるところでは「看護師」，別のところでは「看護婦」などと記載しているが，この点についてはご了承願いたい。

　以下，プロセスの概要を述べた後，生成した概念を説明する。概念を説明する際は，心理教育に参加する前，心理教育に参加した後，そしてコアカテゴリーの順に述べる。なお，次からの記述の中では，看護師版心理教育プログラムのことを，あえて「グループ学習会」という用語に置き換えている。それは，実際に看護師版心理教育プログラムを実施する際に，それに参加する彼らと共に使用してきた用語が「グループ学習会」だからである。また，「グループ学習会」という用語を使用したのは，心理教育という用語には，それを実践する側が"教育する"という意味合いが含まれているが，実際の心理教育は，それに参加する患者本人とそれを運営する実践者との共同作業により成り立つものであり，それは患者と実践者とで形成されたグループの中で共に学び合うものであると考えたからである。

1 プロセスの概要

　グループ学習会に参加した患者の『服薬と病気の受け止めの過程』は，【誇りを傷つけられる】【説明の納得的理解と体験の融合】【悲観と楽観の彷徨】という3つの重要カテゴリーを中軸として，その辺縁に位置づくカテゴリーで説明でき

た（図3-3参照）。この3つの重要カテゴリーの中の，【悲観と楽観の彷徨】がコアカテゴリーに位置づけられた。

　グループ学習会に参加した患者は，『服薬と病気の受け止めの過程』において【悲観と楽観の彷徨】という気持ちの揺れを経験していた。

　グループ学習会に参加するまでの患者にとって，入院することやさせられることは，【医療者・家族への不信】を抱き，【普通の生活に戻れない病気】にかかってしまったという不安を増大させる要因になっていた。そのうえ，服薬や病気について【不十分な一般的・形式的説明】を受けることになると，患者は【薬に対する疑念と恐怖】を増大させ，【医療者・家族への不信】を抱くことになる。このような気持ちに包囲された患者は，【誇りを傷つけられる】と感じて自分を防護することに懸命となり，どんどん自分の殻に閉じこもることになる。

　グループ学習会に参加した患者は，それまで医療者や家族に〈わかってもらえない辛さ〉を経験してきたが，同様の病気をもつ患者と共に学習する機会を得ることで【孤独感の軽減】を図り，また，〈相手の立場に立つ〉運営者との出会いを通して【運営者に対する信頼】を高め，凍てついた心を溶かしていった。さらに，グループ学習会に参加した患者は，〈朗らかさを取り戻す〉ことや〈自信をつける〉ことによって，その時間を【充実した時間】と位置づけていた。

　グループ学習会に参加した患者は，【説明の納得的理解と体験の融合】をすることによって，これまでに〈わかってもらえない辛さ〉や〈あいまいな説明〉を受けてきたことによる【医療者・家族への不信】を軽減し，次第に【医療者・家族への信頼】を寄せるようになる。この【説明の納得的理解と体験の融合】は，患者の【薬に対する信頼】を向上させる一方で，精神疾患に対する認識を【普通の生活が出来る病気】へと変更させていた。そして，服薬について考え始める患者は，〈服薬効果を体感する〉ことによって【薬に対する信頼】を次第に獲得し，【服薬しながら普通の生活を維持・守る】へと気持ちを整えていった。

　一方，病気について考える患者は，〈良くなったという感覚〉を得たり，〈自分流に病気を理解する〉ことによって，【普通の生活が出来る病気】だと希望を抱き，やがて【病気をもちながら生きる】ことと向き合うようになった。そして，統合失調症患者は，【服薬しながら普通の生活を維持・守る】ことができれば，【病気をもちながら生きる】ことが可能だと考えるようになった。患者は，このような心境に着地できた時，病気をもちながら"普通の生活"を営むための準備，すなわち【退院に向けての心構え】を始めることになるが，それと同時に，学習

Ⅶ. 結　果　89

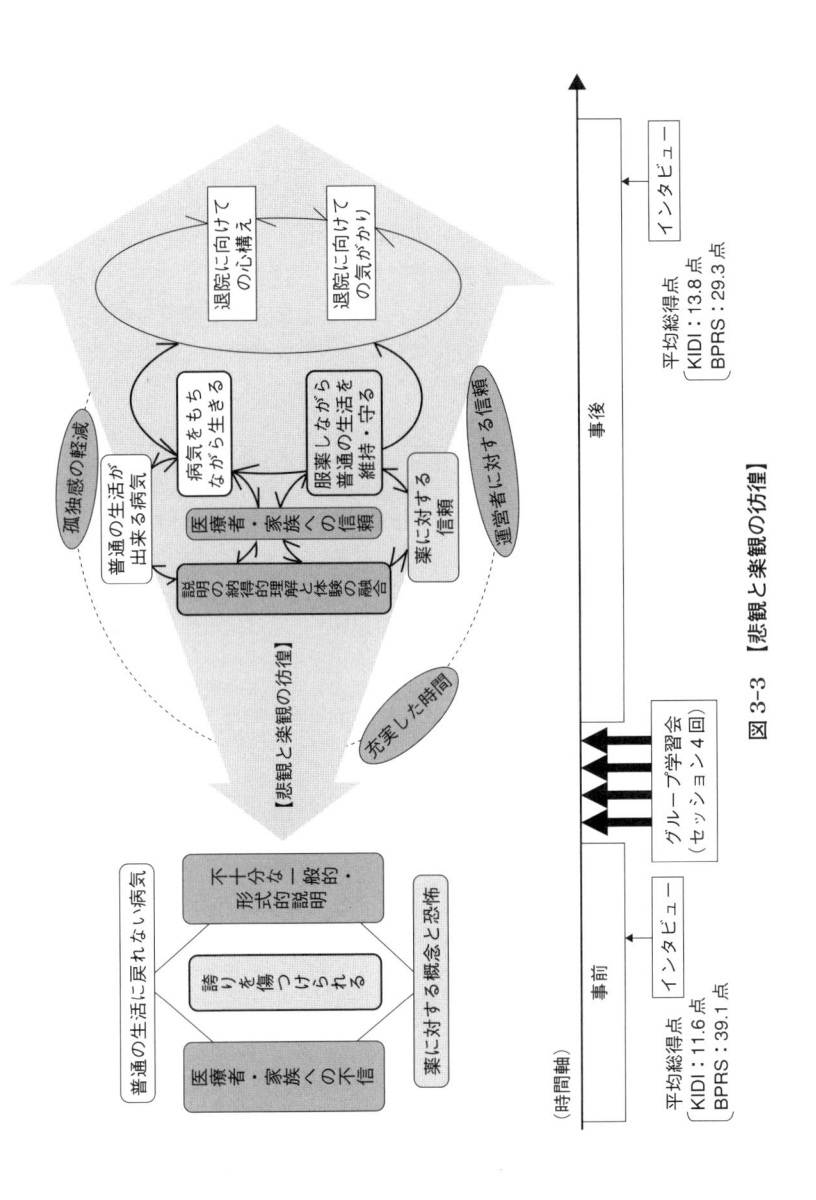

図 3-3 【悲観と楽観の彷徨】

会で獲得した内容を退院後の生活の中に取り込めるかどうかという【退院に向けての気がかり】を抱いていた。そして，不安感が出現する度に，患者は【服薬しながら普通の生活を維持・守る】ことによって【病気をもちながら生きる】ことが出来るのかと考えたり，さらには本当に【普通の生活が出来る病気】なのか，【薬に対する信頼】をし続けてよいものかと悲観することもあった。しかし，そのようなときには，グループ学習会への参加を通して【説明の納得的理解と体験の融合】をすることが出来た自分に再び立ち戻り，気持ちを立て直していた。

このように，統合失調症患者の服薬と病気の受け止めは，グループ学習会によって思考が楽観の方向へと進むのであるが，時として患者は立ち止まったり，悲観の方向へと後戻りすることもあった。すなわち，患者の『服薬と病気の受け止めの過程』は，楽観的な思考と悲観的な思考の間をさまようことであり，【悲観と楽観の彷徨】といえるものであった。

2 グループ学習会に参加する前：重要カテゴリー【誇りを傷つけられる】

【誇りを傷つけられる】

グループ学習会に参加する前の患者は，周囲の人から精神疾患にかかっていると言われることに対して，【誇りを傷つけられる】という心情で日常を送っていた（図3-4参照）。

【誇りを傷つけられる】とは，"周囲からちやほやされる学生時代を送ってきたことや，高学歴であることの自負を病気になったことによって覆され，自分を見失いそうになること"である。

> 自分は大学入った。A大もストレートで大学入れて。で，学校の先生になるために，大学で勉強してたプライドがある。なんで，精神科に連れて行かされなあかんのって。統合失調症って言われた，診断されたことが，もう私は許せないんです。だから，なんで，私が精神病，病者なのって。(30歳代，女性)

このように，患者の心は，自分のかかった病気が精神疾患であることに傷つけられていた。なぜ，患者は【誇りを傷つけられる】と捉えるのであろうか。

それは，患者の語りに現れた「普通の病気と違う」「偏見がある」という表現が象徴していた。そして，患者は自らが精神疾患にかかっていることを「今でも

Ⅶ. 結　果　91

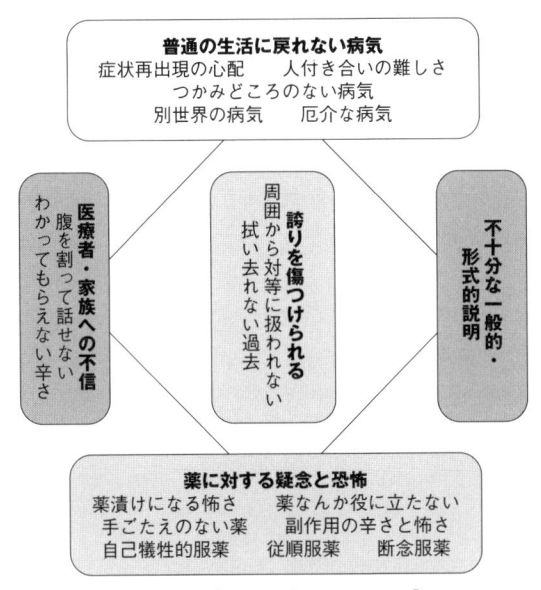

```
          ┌─────────────────────────┐
          │   普通の生活に戻れない病気    │
          │ 症状再出現の心配　人付き合いの難しさ │
          │      つかみどころのない病気       │
          │   別世界の病気    厄介な病気      │
          └─────────────────────────┘

  ┌──────┐   ┌──────┐   ┌──────┐
  │医療者・│   │周囲から│   │不十分な│
  │家族への│   │対等に扱│   │一般的・│
  │不信   │   │われない│   │形式的  │
  │腹を割っ│   │過去   │   │説明   │
  │て話せな│   │誇りを傷│   │       │
  │いわかっ│   │つけられ│   │       │
  │てもらえ│   │る     │   │       │
  │ない辛さ│   │       │   │       │
  └──────┘   └──────┘   └──────┘

          ┌─────────────────────────┐
          │      薬に対する疑念と恐怖      │
          │  薬漬けになる怖さ  薬なんか役に立たない │
          │  手ごたえのない薬  副作用の辛さと怖さ │
          │  自己犠牲的服薬  従順服薬  断念服薬  │
          └─────────────────────────┘
```

図 3-4　【誇りを傷つけられる】

人には言いません」と語った．それは，精神疾患は社会的に「変な目で見られる」「差別的な目で見られる」という受け容れられにくさをもつ病気であること，つまり社会的に「偏見がある」という患者の認識に基づいていた．

　さらに，この心情は，患者自身が以前からもつ精神疾患または精神疾患患者に対する認識に影響されていた．これは，患者自身が「自分も偏見の目で見てしまう」と語るように，健康であった時の患者が形成していた精神疾患に対する"偏見"あるいは"蔑視"によるものであった．このような精神疾患に対して自他がもつ偏見によって，患者はさらに【誇りを傷つけられる】という心情を強めていた．

> 　やっぱり病気をもっていることは嫌なことなんですけど．精神障害っていう言葉自体が嫌ですね，嫌いですね．なんか差別してるような，差別されてるような，下手に見られているような，そんな感じですね．(50歳代，女性)

　このような【誇りを傷つけられる】という患者の認識には，〈周囲から対等に

扱われない〉,〈拭い去れない過去〉が含まれていた。
　〈周囲から対等に扱われない〉とは,"精神疾患をもつ患者は他者から必要とされず,就職さえも難しいなどの社会的不遇におとしめられることを経験的に痛感すること。そのため,患者自身も,自らの病気を隠そうとすること"である。

> 病院という"漢字"の背番号を背中に背負うという……。(40歳代,男性)
> 　仕事を探して,まぁあの,ハローワーク行ったり,なんやかんやしてる間に,時間が経過して……で……面接行っても断られるんですよね。(50歳代,男性)
> 　この(病気の)レールに乗っていますから,行く道は違いますよね。社会復帰もありますけど,それは社会復帰するかどうかは自由ですけどね。こういう組織の,病院とかの,精神科のそういう人間の人が乗るところです。こういうレールに乗ったら着く駅が違うんです。一般人と,こういう俺らみたいなのが,ぼけた頭でやるのとレールが違うんです。(50歳代,男性)

　このように患者は,精神疾患患者の人生は社会によって方向づけられてしまい,自分の力ではどうすることもできない別の人生を歩まなければならないと捉えていた。
　〈拭い去れない過去〉とは,"精神症状が現れたときの自分を他者に見られたこと,病院に無理やり入院させられたこと,そして治療を受けているという事実は,生涯に渡って消去不可能だという重圧感を抱き続けること"である。

> つらかったです。無理やり連れて来られて,訳わからなくて,病状が悪化してたというのもあるんですけど。(20歳代,女性)
> 　来る所まで来てしまったなあという感じ,具体的にはちょっとわからない。過去からは消せないというか。というかまあそれはもうこの病気はずーっといつまた発症するかわからないと言われてるんで,不安もすごくあるんで過去形じゃない感じもします。傷を消せないということ。(30歳代,女性)

　患者が抱く【誇りを傷つけられる】という心情は,社会的不遇におとしめられるという重圧に加え,社会において対等または平等に扱われないことを意味するものであった。さらに,この概念は【普通の生活に戻れない病気】【薬に対する疑念と恐怖】【医療者・家族への不信】【不十分な一般的・形式的説明】で包囲さ

れることにより，ますます強められていた。

【普通の生活に戻れない病気】

患者は，精神疾患そのものを【普通の生活に戻れない病気】だと認識することで，将来に対する漠然とした「不安」や「心配」を抱いていた。

【普通の生活に戻れない病気】とは，"これまで当たり前に考えていた，勉強，仕事，結婚などが可能であるか否かの見通しが立てられず，不安がよぎること"である。

> 具体的にはまず将来どういうふうにというのはあるんですけれども，試験を受けて，試験勉強して意味があるのかどうかということと，もしそれをもう止めるのであれば普通に，例えば結婚とかすることを考えて，普通の生活が出来るのかということが今の所あれですね。あと，普通の生活，お仕事が週5日，普通に出来るのかというのが不安です。(30歳代，女性)
>
> (退院後)普通にちゃんと生活出来るかなって，家事がちゃんと出来るかなって。それをちょっと心配してます。(30歳代，女性)

このように，患者が抱える「不安」および「心配」は，結婚することが可能か，週5日間程度の仕事が出来るか，家事が出来るかなど，これまでの日常の中で当たり前に行ってきた，または，当たり前だと考えてきた事柄であり，人間の発達課題に関する範囲内に留まるものであった。すなわち，病気を発症しなければ不安要素になり得なかったであろう事柄が，患者にとっての「不安」および「心配」の内容であった。

この【普通の生活に戻れない病気】には，〈症状再出現の心配〉，〈人付き合いの難しさ〉という社会生活を送るうえでの不安や，〈つかみどころのない病気〉〈別世界の病気〉〈厄介な病気〉という精神疾患の一般的イメージによる不安が存在した。

a. 社会生活を送るうえでの不安について

〈症状再出現の心配〉とは，"入院治療中の現時点では症状が治まっているものの，退院して従来の生活に戻ると再び症状が出現するかもしれないという予期的不安を経験すること"である。

> 　今，ここで，この生活をしてる間にはなくなってきてますけども，これからまた人なかにねえ，普通に買い物に行ったりとか，街を歩いているときに，またいろんな人の声が気になってきたりとか，そういうのはもしかしたら，また少しずつ出るかもしれないですけども。(30歳代，女性)
>
> 　入院してのんびりした環境に慣れているので，仕事とかで忙しくなると，どうなるか心配です。また，前のようにならないかちょっと心配です。(30歳代，女性)

〈人付き合いの難しさ〉とは，"幻覚などの症状に気を取られてしまい，自分の感情をコントロールして他者と円滑に会話ができるか，また他者に迷惑をかけないかと心配すること"である。

> 　もっと感情をコントロール出来るようになったら，もっと楽に緊張しないで生活出来るようになるんじゃないかなって。そうですね……自分は孤独みたいな。周りに合わせていかないといけないのかなって。なんか，やっぱ自分が病気だから，周りの人と距離を置いていないといけないような気がします。やっぱり，感情がコントロールできないかなぁって，限界になるんじゃないかなぁとか。……使い分けてうまく生活出来るようになりたいなって。(30歳代，女性)
>
> 　自分が，心の病気か心の病気じゃないかっていうのも，わかりませんけど。いや，ただ，その……人によって話すことが違う，話す態度が違うっていう，それに対して不信感持たれたり……そういうことで，人間関係とか，友人を作れないこと……。それを，そういう……なんか，不都合が，自分としてはつらい。病気の名前云々というよりは，そういうなんか，友達をつくらなかったりとか，なんか，仕事が直ぐ投げ出して嫌になったりとかすることとか……そんな……そんなことを……。(20歳代，女性)

b. 精神疾患の一般的イメージによる不安について

〈つかみどころのない病気〉とは，"心の病気は自覚しにくい，いつ治るかわからない，どこが病気なのかわからないなど，自らが病気や症状を理解したり判断するための手がかりがつかめないと認識すること"である。

> 　一般の怪我したりとか骨折だったらね，多分，期間が来れば治るでしょう。で

> も心の病ってなかなか，あの，いつ治るかわからないっていうのが一番にありますからね。治っても，そのほんとに治ったのかどうかという解釈が出来ないでしょう。そういうのんて，やっぱし不安ですよねえ。(40歳代，男性)

〈別世界の病気〉とは，"これまで，身近に起こり得る病気だとは考えにくく，自分には縁がないと思い込んでいた病気という認識のこと"である。

> 「(勉強)やり過ぎるとあっちの世界に行ってしまうから気をつけたほうがいいよ」というふうに言ってたので，もしかして，それは私のことなのかもというふうに，ちょっと，どういうふうにやりすぎた人がなるかは具体的には知らないんですけれども，あんまり無理な感じでやるとそういうことになる人はいるんだなぁぐらいに思ってたんですよ。それがなんか自分の身の上にちょっと今起こってしまって，すごく不安に思ってるんですけれども。(30歳代，女性)

〈厄介な病気〉とは，"一生治らない，元通りの生活に戻れることは期待できないと捉え，落胆したり，自己の回復レベルを低く見積もること"である。

> 病気なんですけれども，どこが人と違うかとかっていうのが自覚できない。それを薬によって抑えるしかない。(30歳代，女性)
> 一生治らないからや。状態が不安定になったり。嫌やなと思う。複雑。精神障害者ってえらい病気にかかったと思うわ。(40歳代，男性)

以上，〈つかみどころのない病気〉〈別世界の病気〉〈厄介な病気〉という概念は，患者が病気をどのように認識しているかという視点で捉えた場合に，病気の認識の種類といえるものであった。これらの認識は，グループ学習会に参加する前の多くの患者によって語られていた。

このように，【普通の生活に戻れない病気】は，「不安」と「心配」という言葉を用いて多くの患者が語った。また，患者は精神疾患にかかったことを「えらい病気にかかった」と捉え，【普通の生活に戻れない病気】という認識を自己の内に作り上げていた。そして，ますます患者は【誇りを傷つけられる】と感じていた。

【薬に対する疑念と恐怖】

　インタビューに応えた全ての患者は，精神科における中心的な治療方法である薬物療法を受けていた。ところが，この薬物療法は，患者自身が治療内容を納得したか否かとは無関係に行われ，結果，全ての患者が服薬することを義務づけられていた。したがって，患者は自分の意に反して治療が進められていると認識した場合，【薬に対する疑念と恐怖】を抱いていた。

　【薬に対する疑念と恐怖】とは，"処方されている薬の量が多すぎるのではないか，いつまで飲むのか，長期に服用するうちに副作用が出るのではないか，また，見かけ上の変化が現れるのではないか，という薬に対する疑いや怖さを抱くこと"である。

　患者の語りの内容には，「薬が多いのではないか」「よく効く薬ではない」「薬で治るのか」「薬を止められなくなるのではないか」「医療者は何でも薬で対処しようとする」「ただ薬を飲んでいるだけで何も変わらない」があり，これらは患者が自分の受けている治療内容に関する情報を医療者から十分に提供されていないことによる疑いと怖さを表すものであった。このような患者の認識に基づいて生成した概念が【薬に対する疑念と恐怖】である。

　患者は「合う薬と合わない薬があるのではないか」と考えた場合，【薬に対する疑念と恐怖】を解消するために，自らの気持ちを主治医に伝えていた。この時，主治医が患者の気持ちを聞き入れてくれない場合，患者は自らの判断で服薬を中断して薬を捨てていた。このような患者は服薬について，「何も効果はないと思います」「特に期待はしていません」と語り，「飲みたくない」という本心を語った。

　では，なぜ患者は「飲みたくない」薬を服用しているのであろうか。このような気持ちの裏には，2つの気持ちが働いていた。それは，"飲まなければ入院させられる"という気持ちと，"家族等の要望に応える"という気持ちであった。

　この"飲まなければ入院させられる"という気持ちの主なものには，「言われた通りに一先ず飲む」，「薬飲まんとあかんって言われるので飲むんです」があり，これらは医療者からの押し付けによるものであった。一方，"家族等の要望に応える"の主なものは，「飲みたくないといっても飲まされるはず」，「母親や親戚が飲め飲めというのが現実」，「周りの人がみんな（飲めと）いう」というものであった。

　このように，患者自身は服薬効果を期待していないにも関わらず，服薬するこ

とを周囲から半ば強制的に推奨されることで，ますます【薬に対する疑念と恐怖】を強めていた．

> 　ここまで，こんなに薬飲まなくても良いんじゃないかなぁとか，思ったりしたこともありました．(30歳代，女性)
> 　変な人は，その……薬の副作用のせいかなって思ってる．変な人は多いなと思ってる．えー，なんとなく，なんですけど，なんか変やなぁって感じがします．自分とは違うような．(20歳代，男性)
> 　1回薬飲みだすと，思いきりなんか……お薬に頼ってしまって，頼らないとなると全く何も飲まなくなって，なんか……そういう自分がいるから薬を1回飲み始めると止められなくなるんじゃないかなっていう……感じがあるんですけど．(20歳代，女性)

　患者は，なぜこれほどに服薬することを恐れるのであろうか．そこには，服薬に対する不安要素として，〈薬漬けになる怖さ〉〈手ごたえのない薬〉〈副作用の辛さと怖さ〉〈薬なんか役に立たない〉という怖さを感じながらも効き目のわからない薬を飲まされる認識と，〈断念服薬〉〈自己犠牲的服薬〉〈従順服薬〉という薬を半ば強制的に飲まされるという認識が存在したからである．

a. 怖さを感じつつ効き目が確かには見えない薬を飲まされること

　〈薬漬けになる怖さ〉とは，"医療者に相談をもちかければ，直ぐに薬物で対処されそうになる経験を通して，このままでは『薬なしでは生きられない人間』になるのではないかと不安になること"である．

> 　精神病だって言って薬を与えて，どんどんどんどん薬のどつぼにはまって，もう薬なしでは生きてはいけない人間になったらいけないと思ってます．(20歳代，女性)
> 　看護婦さんに，テンションが上がるって言ったら，じゃあテンションを上げないようにする薬をあげるからって言われて……うん，どんどんどんどん薬，すべて薬で，対処しようとするところが，うーん，あって……．で，いつかは自分の意思で止めないと，大変なことになるんじゃないかなと思います．思ってます．こんなこと言うたらいけんけど．大変っていうのは，もう，薬の依存性……で，

> もう，体がこわばったり，呂律が回らなくなったりとか……。なんか今日も，すぐ頭がクラクラしてて，昨日……昨日と今日，頭がすごいクラクラして……なんか……それが薬のせいなのか何なのかわからないけど，もしかして薬のせいかもしれないとかって，自分で勝手に思ってしまう。飲むことによって自分の精神力が奪われていくみたいな。自分自身の力で頑張ろうというよりは，薬に依存してしまうような自分が出てきて，なんかだんだん甘えでもないけど，依存というか甘えというか……。(20歳代，女性)

このように患者は，服薬することへの恐れを感じていた。また，患者は服薬したところでその効果が感じられないようであった。この認識が〈手ごたえのない薬〉といえるものである。

〈手ごたえのない薬〉とは，"薬を飲んでいても，自分では全く効果が感じられないため，飲むこと自体が無意味であると感じること"である。ある患者は，次のように語った。

> 正直言うと，意味がないと思っています。ただ自分では効果がないかはわからないんです。落ち着いてきたと言われるけど，自分では何が落ち着いたのかがわからない。(30歳代，女性)

患者は，〈薬漬けになる怖さ〉や〈手ごたえのない薬〉と認識しているだけではなく，さらに〈副作用の辛さと怖さ〉を経験することによって服薬への恐怖感を増大させていた。

〈副作用の辛さと怖さ〉とは，"薬を服用し始めてから現れた，口渇，目のかすみ，立ちくらみ，呂律困難，しゃべりにくさ，記憶力の低下など，副作用に伴う生活のしづらさやそれに関する恐怖感を抱くこと"である。

> 最悪な気持ちですね。はい。いやもう目が悪くなってくるから，精神状態は治ってきてると思うけど，目の状態が悪くなるから，今度はそっちを気にしてしまうんです。(40歳代，男性)
> 怖いですね。副作用は怖いです。喉が渇くことと，眠れなくなることと，食事をいただくと喉が渇いて，それがひどくなっています。ずっとお水を飲むことを

> 制限させられていましたし，眠り難いんです。(60歳代，女性)
>
> 薬の調整をどうするかってことで。どんな薬でも（副作用は）あるんですよね。それさえなければ退院しても薬飲み続けるんですよ。それが怖いから，途中で止めたりするんですよね。その度に入院してるんですよね。(30歳代，男性)

この〈副作用の辛さと怖さ〉は，多くの患者が経験していた。

前述した患者の語りのように，副作用の弊害は，患者に辛さや恐怖感を与えるに留まらず，〈副作用の辛さと怖さ〉が増大した場合，これがきっかけとなって自己判断による服薬の中断に移行することである。また，このような気持ちを強めるものに，〈薬なんか役に立たない〉という認識があった。

〈薬なんか役に立たない〉とは，"自分の病気は薬で治るものではない，薬を飲んだところで効果はないと思い，気持ちが受け付けないこと"である。

> 薬が大事なのか自分が大事なのか，自分らの生活を大切にするために私たちは生きるべきなのに，薬をここへ通院してもらいに来なければ生きていけないってわけではないのに，この薬のために時間を割いて来ている。そんだけ必要な薬なのかって私はそう思いますね。そんな薬ならなくてもいいって私は思いますね。はっきり言って。どうしても必要な，生きていくために必要な薬って認識していないから。(50歳代，女性)

しかし，入院期間中の患者は，【薬に対する疑念と恐怖】が強くなった場合に，薬物療法を拒んだとしても回避不能であると捉え，服薬することを次のように認識していた。

b. 薬を半ば強制的に飲まされること

〈断念服薬〉とは，"飲みたくないと言ったところで理解してもらえない，従わなければ強制的に服薬させられることを予測して，渋々または仕方なく服薬すること"である。

> 飲まんとしゃーないからね，飲むんですけどね。飲めって言われてるので，仕方なしに飲んでるんですけど (30歳代，女性)

> （退院後は）少しだけ飲もうと思ってます。薬は薬剤師さんでしょう。でも，薬剤師さんだけじゃなくて看護師さんが定期的に飲まなきゃいけないと言われています。そんなことはないと思っているけど，すぐに止められないだろうし。(20歳代，男性)
>
> そりゃ（薬は）飲まなしゃあない。飲まなしゃあない。先生が出してくれたもん飲まなしゃあないやん。先生が言うから飲まなしゃあない。先生に言うても却下されるから。先生が飲んでくれっていうから，しゃないんや。反対しても絶対，飲ましよるから。(40歳代，男性)

〈自己犠牲的服薬〉とは，"服薬したくない気持ちを根底にもちながらも，服薬することを切望する家族や病的体験の影響を受けて，自分のためではなく周囲の人々を安心させるために服用すること"である。

> 自分の自由にしてる時は，飲みたくないっていうのが本当ですけど。母の要望もあるし，うん，周りの……，自分のこともあるけど。自分のこうしたい，ああしたいとか，こうしたいとかいうこともあるけれど，もうあの，もうある程度自分のことはやってきたので，子どものためや主人や子どものために飲んでいこうかなって，そんなふうに思ってますけど。(50歳代，女性)
>
> だってもう，親がお薬に頼って……前なんて，お母さん，「薬飲もー，もう薬飲んでくれやー」って，泣いて言うんですよ。（それで）飲んでました。嫌々。飲まない時もありました。だから，ずっと，飲んでましたって。嫌々。(30歳代，女性)

〈従順服薬〉とは，"薬は飲みたくないと思っていたり，内服薬の内容を十分説明されていなくても，病院では飲まなければならないもの，医師には逆えないもの，医師には従うものという認識に基づいて，黙って服用すること"である。

> お医者さんが，飲めって言われたので，一生飲めって言われたので，飲んでいこうと思っているんですけど。(30歳代，女性)
>
> やっぱ，（医師の）権威には従わなあかんと思う。権威には従う。プロだし。看護婦さんにも思います。(50歳代，男性)

このように，周囲の人々から服薬することを強く勧められている患者は，「薬飲まな仕方ない」「飲まんとしゃあない」という気持ちで服用していた。

以上，〈断念服薬〉〈自己犠牲的服薬〉〈従順服薬〉という概念は，患者が服薬することをどのように認識しているかという視点で捉えた場合に，服薬の種類といえるものであった。また，これらの認識は，グループ学習会に参加する前の患者から多く語られた。

【医療者・家族への不信】

患者が抱く【医療者・家族への不信】とは，"医療者に話を聞き流される，自分が受けている治療内容が間違っていると感じることによって，医療者のみならず家族をも信じられなくなること"である。

自分が病気であると認識していない患者は，出現している幻覚や妄想などを精神症状だと自覚出来ない状態で抗精神病薬を飲んでいた。このような場合，患者は「間違った治療をしているんじゃないか」と強い疑問を抱いていた。それらは，病態がもたらすものであったとしても，医師が患者の疑問にどの程度対応するかが，患者の医師への信頼や治療への参加に大きく影響していると患者自身が語っていた。さらに，心身の不調を医師に相談したところで親身になってもらえなかったり，時には「そんなんどうもありません」と言われたり，医療者が親身にならない場合，患者は「医者はどれくらいわかってるのか」と不信感を募らせていた。

また，患者を取り巻く家族の存在も重要であった。患者が精神的な苦しみを家族に相談した際に，家族が「被害妄想」だと言って病院や薬に頼りきり，患者の話に取り合わない場合，患者は「親はわかってくれない」「親は病院とか薬に頼ってあほらしい」「親はおかしい」と思うようになり，不信感を強めていた。

この【医療者・家族への不信】には，【普通の生活に戻れない病気】に影響を与える〈わかってもらえない辛さ〉と，【薬に対する疑念と恐怖】に影響を与える〈腹を割って話せない〉が含まれていた。

〈わかってもらえない辛さ〉とは，"医療者から一方的に服薬を促される，悩みを相談しても理解してもらえない，家族に自分の気持ちが伝わらないなど，自分の気持ちをわかってもらえないと感じ苦しむこと"である。これは，【普通の生活に戻れない病気】という患者の認識に影響していた。

> 　家族のものからは，仕事を第一に，で，病気とかは，そんな目に見えん病気なんかは，病気とは言えんというか，そんなのあり得ん，みたいな感じ。(20歳代，女性)
>
> 　盗聴されていたと思うんです。家族に話すと，家族は被害妄想だと言うんですが，そう言われるとすごく悲しいし，本当にマイクが付いているのでね，苦しい思いをしました。家ではそうでした。でも，他の人も感じていると思うのに，被害妄想だと言われて，演じているのではないかと思いました。(30歳代，女性)

　このように，医療者や家族に対する不信感が現れると，患者の中にある【普通の生活に戻れない病気】という認識が強まっていった。
　〈腹を割って話せない〉とは，"現在受けている治療についての疑問や不満をもちながらも，主治医に本音をぶつけられないこと"である。これは，【薬に対する疑念と恐怖】に影響していた。

> 　薬がほんとに効いているのか。この薬はきつすぎるんとちゃうかという，その話を私はしたいんですけども，そういうあの，話をする場面をとってもらえませんかね？（主治医と話を）なんかあまりしてないような気もするんですけど……。(50歳代，女性)
>
> 　入院してからは飲まなあかん状況になってるんで。でも，きついような気がするんで，それを言いたいんですけど……。あんまり言えないというか。おおっぴらに言ってその，喧喧諤諤と議論をしたいなと思ってるんですけど。(50歳代，女性)

　このように，患者は医療者に本音をぶつけられないことによって不信感を募らせ，【薬に対する疑念と恐怖】を実感することになる。また，患者の中にある【医療者・家族への不信】は患者の病識と深く関係し，【普通の生活に戻れない病気】そして【薬に対する疑念と恐怖】という認識を助長させていた。

【不十分な一般的・形式的説明】
　【不十分な一般的・形式的説明】とは，"病名，治療内容，内服薬の作用と副作用について記載された説明書を受け取っているが，その内容についての具体的な

説明を受けておらず，患者自身も理解していないこと"である。この概念は，インタビューに答えた患者が，医療者からの形式的な説明を受けるだけでは，服薬や病気について理解することができないと捉えていたことから生成したものである。

グループ学習会に参加する前の患者の多くが，病気の「説明は聞いてない」と言い，内服薬についても「名前を聞いただけ」「薬のプリントはもらった」が「説明は受けてない」ため「わからん」と話していた。けれども，患者は自らの病気および治療に関して，わからないことや疑問に思うことがあったとしても「眠れるようにと思うんですけど」など，と推測の段階で留め，医療者に対して積極的に説明を求めていなかった。

【不十分な一般的・形式的説明】も【医療者・家族への不信】と同様に，【普通の生活に戻れない病気】【薬に対する疑念と恐怖】という患者の認識と関係していた。

> （病気の説明は）聞いてません。こういう薬は良いですよって教えていただいたんですが……。（20歳代，女性）
> （飲んでいる薬は）精神安定剤，便秘の薬。それは書いてあったんやと思うんですけど。ちょっと思い出せないですけど。紙に書いてあるやろ。もらってるけどわからん。不安を和らげるとか，手足の震えを止めるとかそんなん書いてあります。（50歳代，男性）

このように，形式的な説明を受けるだけでは，自己の病気がどのような状況にあるのか，また，薬物がどのように病気に効を奏するのか，その詳細を理解および納得するに至らない場合がある。このように患者は，【不十分な一般的・形式的説明】を受けることで，自分の病気は【普通の生活に戻れない病気】だと悲観的に捉えるばかりでなく，自分の状況が理解できないがために不安を抱くことになる。それが，前述した【薬に対する疑念と恐怖】を強めることにつながっていた。

小　括

グループ学習会に参加するまでの患者らは，入院することや服薬させられることによって，【医療者・家族への不信】を抱き，【普通の生活に戻れない病気】に

かかってしまったという不安を増大させていた。

　また，精神疾患をもつ患者は，【普通の生活に戻れない病気】と認識しているにも関わらず，医療者による患者への病気や治療の説明が納得出来るものでないと感じているため，自分の状況が理解できないままに治療を受けていた。その結果，【薬に対する疑念と恐怖】を抱き，【医療者・家族への不信】を募らせ，【普通の生活に戻れない病気】という不安を増大させていた。さらに，服薬や病気に関する【不十分な一般的・形式的説明】しか受けていないと感じることから，患者は【薬に対する疑念と恐怖】を増大させ，【医療者・家族への不信】を強めていた。

　このように，グループ学習会に参加する前の患者は，四方を不安要素に包囲されることによって大切な自分が脅かされると感じ，【誇りを傷つけられる】という経験をしていた。そして，自分を保護するために，他者による助言や他者そのものを拒絶していた。

　【誇りを傷つけられる】ことを経験した患者は，前述した【普通の生活に戻れない病気】と【薬に対する疑念と恐怖】という2つの不安要素によって，さらに追い撃ちをかけられる思いを経験していた。この【普通の生活に戻れない病気】と【薬に対する疑念と恐怖】は，【医療者・家族への不信】と【不十分な一般的・形式的説明】によって増大していた。

3 グループ学習会に参加した後：重要カテゴリー【説明の納得的理解と体験の融合】

　入院治療を受ける中で，【誇りを傷つけられる】という辛い経験をしている統合失調症患者は，グループ学習会に参加することによって，まず【説明の納得的理解と体験の融合】をし，参加する前に抱いていた〈わかってもらえない辛さ〉を含む【医療者・家族への不信】を軽減させ，逆に【医療者・家族への信頼】を寄せるように認識を変化させていた。

　患者の『服薬と病気の受け止めの過程』は，【説明の納得的理解と体験の融合】と【医療者・家族への信頼】というカテゴリーを中心として，一旦，『病気の受け止めの過程』と『服薬の受け止めの過程』の上下2つの円環に分かれるが，次第に統合されていった（図3-5参照）。

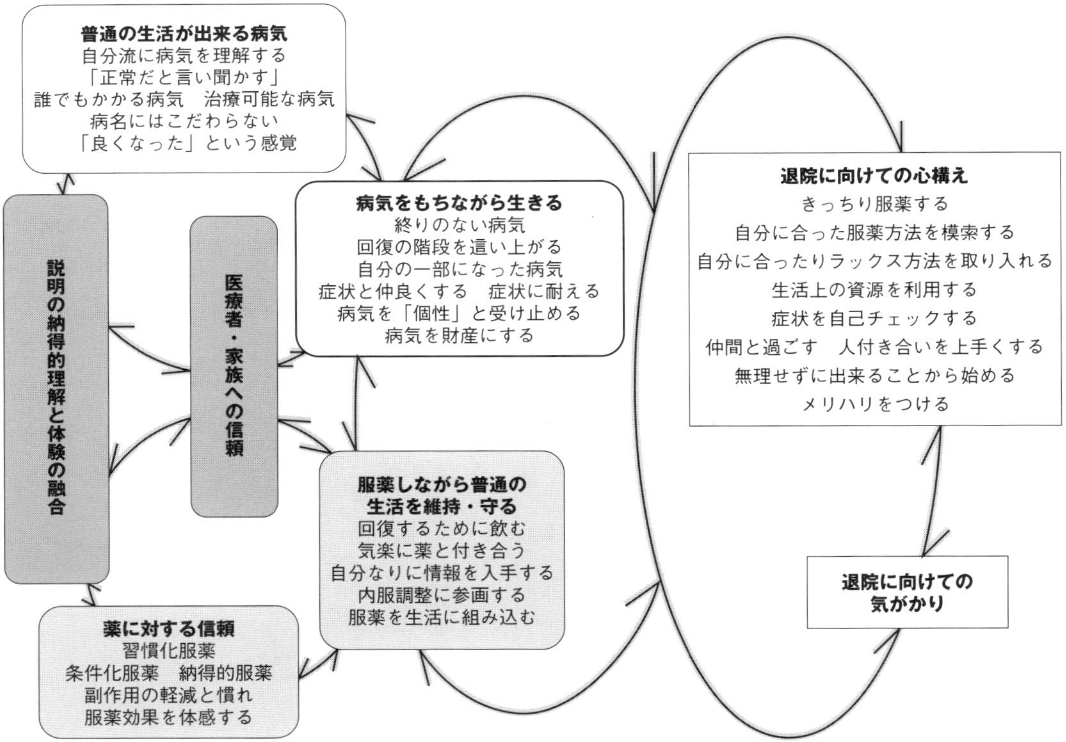

Ⅶ. 結　果　105

退院に向けての心構え
きっちり服薬方法を模索する
自分に合った服薬方法を模索する
自分に合ったリラックス方法を取り入れる
生活上の資源を利用する
症状を自己チェックする
仲間と過ごす　人付き合いを上手くする
無理せずに出来ることから始める
メリハリをつける

退院に向けての気がかり

病気をもちながら生きる
終りのない病気
回復の階段を這い上がる
自分の一部になった病気
症状と仲良くする　症状に耐える
病気を「個性」と受け止める
病気を財産にする

服薬しながら普通の生活を維持・守る
回復するために飲む
気楽に薬と付き合う
自分なりに情報を入手する
内服調整に参画する
服薬を生活に組み込む

普通の生活が出来る病気
自分流に病気を理解する
「正常だ」と言い聞かす
誰でもかかる病気　治療可能な病気
病名にはこだわらない
「良くなった」という感覚

医療者・家族への信頼

薬に対する信頼
習慣化服薬　納得的服薬
条件化服薬
副作用の軽減と慣れ
服薬効果を生活に実感する

説明の納得的理解と体験の融合

図 3-5 【説明の納得的理解と体験の融合】

【説明の納得的理解と体験の融合】

　【説明の納得的理解と体験の融合】とは，"セッション中に受けた説明や参加者による体験の内容を，自己の病的体験と重ね合わせながら聞いて納得し，病気と服薬についての体験と知識とをつなげ合わせること"である。

　グループ学習会に参加する前の患者は，【不十分な一般的・形式的説明】を受けていたため，精神疾患について多くの患者が【普通の生活に戻れない病気】だと捉え，また，自らが受ける薬物療法についても良からぬ方向に推測し，【薬に対する疑念と恐怖】を抱いていた。

　【説明の納得的理解と体験の融合】は，グループ学習会に参加した患者が，病気の症状やそれに対する薬物療法についての知識を得ることで，これまで自分が病気に罹っていることを受け容れられなかった患者が，知識と体験とを結びつけていくことを意味する重要なカテゴリーである。また，【説明の納得的理解と体験の融合】は，服薬と病気を受け止めるための基盤になり得るものであった。したがって，この過程を飛び越えて，その先にある【病気をもちながら生きる】という認識や【服薬しながら普通の生活を維持・守る】という認識には到達することが困難であった。

　この【説明の納得的理解と体験の融合】は，グループ学習会に参加することによって初めて患者の中に現れる認識であり，患者の『服薬と病気の受け止め』を促進させる原動力になり得るものであった。

　これまで精神疾患は特殊な病気であると捉えていた患者が，グループ学習会を通して，ストレスと病気との関係深さについて「わかった」と思えることによって，「誰でもなり得る病気」だと認識を変更していった。

> 　パンフレットにもあったように，ストレスの7本の線を受ける人と，ストレスを受け難い人があるということがわかったからです。私はストレスを溜め込みやすいんだなと思いました。誰でもなり得る病気かなと認識が変わったんです。(30歳代，女性)
>
> 　コーヒーフィルターで，その同じストレスがかかってもかかりやすい人，かかり難い人の違いを図で説明されて，ああなるほどかかり難い人はそういうふうにはけみちもあるし受け難いようになってるんやっていうことで，これからは，自分がストレスにかかり難いような体質にっていうか，考え方を変えていこうというふうに思いました。(30歳代，女性)

> すごく勉強になりました。生きていく勇気になりました。死にたいなと思っていたんです。周りの人達に迷惑をかけたと思っていたんです。ストレスなんだなと思いました。幻聴とか，被害妄想とか，幻覚とか，うつ病とか……お薬を飲んで，病院で主治医の先生とお話することでストレスが軽減するのかなと思いました。ストレスはこういうふうに治っていくんだなと思いました。（30歳代，女性）

　また，薬の作用と副作用についても同様に，「わかった」という感覚を得ていた。患者は副作用の内容を知ることによって，恐怖を感じるよりもむしろ安心し，服薬することが自らにとって重要であると認識を変化させていた。

> 自分の薬がよくわかりました。副作用のこともわかりました。怖くはないです。安心しました。自分では治ってると勘違いしてたけど，そうじゃないんだなということがわかりました。（30歳代，女性）
> やっぱり薬は重要だということに気づきました。昔は（飲まなくても）大丈夫やと思ってたけどね。入って飲んでる場合は，短気を起こさないことがわかりました。経験から言ってやね，今までの経過から言って，飲んでいてわかってきたんです。今まで薬の効き方というんかな……。薬の働く具合からか，短気になるんを阻止するというか。暴力と短気を阻止するということがわかりました。今までは，薬のこと知らんかったからね。（50歳代，男性）

　このように，グループ学習会に参加するまでの患者は，"病気とストレスとの関係"や"薬の作用と副作用"について十分理解すること，納得すること，または了解することが出来ずにいたが，参加した後には，知り得た情報を単なる知識として収めるだけでなく，自己の体験と結びつけて納得していた。

【医療者・家族への信頼】

　グループ学習会に参加する前の患者の多くは，病気であることを受け容れられずにいたため，精神疾患であると診断されたこと自体に傷つき【普通の生活に戻れない病気】だと悲観したり，病気でもないのに服薬させられると捉えることで【薬に対する疑念と恐怖】を経験していた。また，患者は，医療者や家族によってこのような思いをさせられていると認識することにより，【医療者・家族への

不信】を強めていた。しかし，参加後の患者の【医療者・家族への不信】は影を潜め，代わって【医療者・家族への信頼】が高まっていった。

【医療者・家族への信頼】とは，"主治医の言うことや現在受けている治療内容や家族からの助言は間違っていないと感じ，今後も医療者や家族を信じて良いと認識すること"である。

> やっぱB先生は良い先生でね，すごいわかってくれてるので，B先生の指示にしたがって，あと看護師さんの方々もみんな良い人なんで，看護師さんの方。入院した時に昼間（の薬）とかも4粒やったのが2粒に減ったりとか今してるので。徐々に減らしていったりとかしてくれたりしてるので。素人の私にはわからんことですけど，そんなに薬が効くのであればそれを信じて，C先生もずっと減らしていってはくれてたんですよ。ジプレキサを。(30歳代，女性)

以上の【説明の納得的理解と体験の融合】ならびに【医療者・家族への信頼】という2つのカテゴリーは，グループ学習会に参加した患者の『服薬の受け止めの過程』と『病気の受け止めの過程』の双方にまたがる共通のカテゴリーであった。特に，【説明の納得的理解と体験の融合】は，ほとんどの患者によって語られており，患者自身の服薬と病気の受け止めに大きく関与する重要カテゴリーとして位置づけられるものであった。

それでは，【説明の納得的理解と体験の融合】と【医療者・家族への信頼】を経験した患者が，どのような『服薬の受け止めの過程』を辿るかについて，以下に述べる。

【薬に対する信頼】

『服薬の受け止めの過程』に着目すると，【説明の納得的理解と体験の融合】によって薬に対する安心感または信頼感がもてるようになった患者は，グループ学習会に参加する前に抱いていた【薬に対する疑念と恐怖】を軽減し，逆に〈服薬効果を体感する〉ことによって【薬に対する信頼】を寄せるようになっていた。

【薬に対する信頼】とは，"著しい副作用が出現していないこと，または軽減していること，そして治療目的と内容を理解することによって，薬に対する怖さが軽減し，薬の効果を信じられるようになること"である。

この概念は，グループ学習会に参加する前の患者が抱いていた【薬に対する疑

念と恐怖】に対立するものであった。

　グループ学習会に参加する前の患者は，「薬に抵抗があった」「薬について良いイメージをもっていなかった」と語り，服薬することへの不安，つまり【薬に対する疑念と恐怖】を抱いていたが，グループ学習会を通して精神科で用いられる薬は「心配する薬ではない」などという知識を獲得し，「薬のイメージが良くなったような感じがする」と安心し始めていた。

> 　勉強して良かったなと思いました。薬についての知識が新たになったから。前はあんまり薬について良いイメージをもってなかったので，ちょっと今回はイメージが良くなったような感じがするので。頑張って飲み続けようかなと思ったんで良くなったと思いました。(50歳代，女性)

　【薬に対する信頼】には，安心して服薬することを意味する〈副作用の軽減と慣れ〉〈服薬効果を体感する〉と，了解して服薬することを意味する〈納得的服薬〉〈習慣化服薬〉〈条件付服薬〉が含まれていた。

a. 安心して服薬すること

　〈副作用の軽減と慣れ〉とは，"多少の副作用は出現していても，その辛さを乗り越えることによって今では耐えられるようになっていること"である。

> 　いやもう薬の副作用が出ない，それで言うたら，まあ楽になる。まあ副作用で辛かった時期があったんですね。それがなくなったちゅうだけでも気が楽になったっちゅうか……。(30歳代，男性)

　〈服薬効果を体感する〉とは，"幻覚や妄想を主とした患者を苦しめる症状が消失または軽減することによって，楽になった，気持ちに余裕が出てきたと実感し，それが薬の効果だと感じ取れること"である。

> 　そら，薬というのは……そら，ここでねえ，食事とって，で，終わって薬飲む時が楽しんですわ。お薬，飲むと。楽しい言うと，オーバーかもわからんけどね。薬，大体わかるんですわ。今，何飲んでるか。1時間位で効果出てくるんですよ。(50歳代，男性)

> 以前はこんなことでということで，怒ったことが，そう感情的にならなくなったんです。相手の気持ちを考える余裕が出てきたんです。(30歳代，女性)
>
> それ（薬）は，眠るためです。幻聴がお薬によって治るんだから，飲みたいと思っています。魂によって治ると思っております。私が思っている通りに正しいことを告げてくるということです。協力してくれるということです。大きな声でガタガタ言われるのが困るのでね，それをお薬が治してくれるんです。(60歳代，女性)
>
> 気性の関係でね。普通ここに入ってても，イライラして喧嘩すると思うけど，それを薬で抑えてると思います。薬の力はすごいですわ。今回，入院して考えてみたら，おとなしい，神経的にも楽やなと思ったんです。(50歳代，男性)
>
> 薬でもってるからね。必要なんですよ。切れたら変になるしね。(50歳代，女性)

b. 了解して服薬すること

〈納得的服薬〉とは，"学習会を通して薬の効果を理解したこと，自分が飲んでいる薬の内容を把握できたことにより，自分には薬が必要であると認識し自分のために飲むこと"である。

> 寛解の状態だから，やはり飲み続けていかないといけないんだなってことがわかりました。(50歳代，女性)
>
> 医師から処方されてるのを，自分で調整せずに飲もうと思いました。そういう説明を学習会で受けたからです。そういうのを自分で調整しないほうがいいと。直ぐに治ったと思って，薬を止めないように聞いたからです。学習会で習ったからです。自分では判断しないようにしようと思いました。(30歳代，女性)

〈習慣化服薬〉とは，"長年に渡って内服治療を受けてきた経験から，日課の中に服薬することが癖づけられていること"である。

特に，長年に渡って服薬し続けてきた患者が治療を受け容れている場合は，服薬することを常に意識していなくても，生活の中に服薬することを組み込んでいるようである。

> もう，(チェック表に) 丸しなくっても，飲んでたら自分で出来るので，忘れないでちゃんと飲んでいこうと思います。若い時から飲んでるので，今（もうすぐ）40なんですけど，24歳ぐらいからもう16年ももう飲んでるので。もう日常的に……そのまま……癖がついて，もう，忘れないと思うんですけど。(30歳代，女性)

〈条件付服薬〉とは，"副作用がないこと，再発しないこと，内服薬が減量されること，「普通の生活」が送れるようになることを条件として内服治療を受け容れること"である。

> 薬の調整であったりとかでも，本当に自分に合うのか，その状況に合うのか。だから，ちょっと仕方がないのかなあと思ってるんですけれども。飲み続けないと，また同じことが起こるととても大変だと思いますので，それは飲み続けたいと思います。(30歳代，女性)
>
> 無理やり飲んでいたんです。でも，これでいいかなと思うようになりました。副作用がだいぶ治ってきたからだと思います。薬は飲み続けていこうと。副作用もなくなったし。(30歳代，女性)

患者の【薬に対する信頼】は，〈副作用の軽減と慣れ〉や〈服薬効果を体感する〉ことが出来るか否かと関係していた。〈服薬効果を体感する〉ことが出来ない患者が服薬するということは，〈手ごたえのない薬〉を飲んでいるという認識を膨らませることになり，結果，患者の【薬に対する信頼】が崩れて【薬に対する疑念と恐怖】の方向へと後戻りすることになる。すなわち，悲観の方向へと向かうことになりかねない訳である。

しかし，グループ学習会に参加した患者は，服薬による良い変化について「前にあった症状，今はもうほとんど出ない」「調子が良くなる」「気分も落ち着いてる」などと意識化することにより，多少の副作用を経験していても「やっぱり薬の力ってすごいな」と実感するほどに服薬への認識を変化させていた。

このように，グループ学習会に参加する前の患者は，病気や服薬についての【不十分な一般的・形式的説明】しか受けていなかったため，なぜ服薬しなければならないかを全く理解できずにいた。しかし，グループ学習会に参加した後の患者は，

【説明の納得的理解と体験の融合】をすることにより，認識を変化させ始めた。
　以上，〈納得的服薬〉〈習慣化服薬〉〈条件付服薬〉は，患者が服薬することをどのように認識しているかという視点で捉えた場合に，服薬の認識の種類といえるものであった。このうち，〈習慣化服薬〉〈条件付服薬〉は，グループ学習会に参加する前であっても後であっても現れる服薬の種類であったが，〈納得的服薬〉は，その多くがグループ学習会に参加した後の患者によって語られるものであった。このように，グループ学習会に参加した患者は，【説明の納得的理解と体験の融合】によって【薬に対する疑念と恐怖】から脱し，自らが納得して服薬することが出来るまでに認識を変化させていた。

【服薬しながら普通の生活を維持・守る】

　患者は，【薬に対する信頼】を寄せることが出来るようになると，次に【服薬しながら普通の生活を維持・守る】という気持ちを持ち始めていた。
　【服薬しながら普通の生活を維持・守る】とは，"入院前の生活を送るためには，長期間あるいは生涯に渡る内服治療が必要である，または，飲み続けなければならないと認識すること"である。グループ学習会の全てを終了した患者は，「ずっとだと思う」「慢性的なものだから薬は飲み続けないといけない」「4年間とか飲み続ける人がいるんだな」と語った。そして，患者は，精神疾患の治療が数年間，あるいは生涯に渡る長期戦であることを気づき始めたり，またはそれを受け容れ始めていた。

> 　ずっと飲み続けていって，良い状態を待って，普通に生活していけたらと思っています。(30歳代，女性)
> 　私ね，薬を30年飲んでるんです。31年かな，飲み続けてるんです。でも，普通の生活が出来てるっていうことはいいことかなって。今の薬は合っているのでね。副作用なくてね。(50歳代，女性)

　この【服薬しながら普通の生活を維持・守る】には，〈回復するために飲む〉〈自分なりに情報を入手する〉〈内服調整に参画する〉〈服薬を生活に組み込む〉〈気楽に薬と付き合う〉が含まれていた。
　〈回復するために飲む〉とは，"病気を治すため，または，再発を予防してより良い状態を維持するためには，服薬することが「とにかく大事」と認識するこ

> 　（薬で）とりあえず治さなきゃいけないじゃないですか，壊れたものを。(20歳代，女性)
> 　病気にはなりたくなかったけどね。薬，できるだけ飲もうと思ってます。ただ，飲まないで済むんやったら飲みたくないけどね。退院後は飲みます。信じてるからね。治したいから。(50歳代，女性)

このように，患者は病気から回復するために服薬すると語るが，患者が表現する"病気を治すため"という言葉の意味は，完治というよりも"病気に効くであろう"という感覚的なものであった。そのうえ，薬の作用や副作用を十分理解し得ない患者であっても，自分にとっては"とにかく服薬することが大事"だと感覚的に理解していた。さらに，患者は以下に述べたように，服薬することと積極的に向き合うようになった。

〈自分なりに情報を入手する〉とは，"自分の病気を理解するために，自ら積極的に書物などから情報を入手すること"である。

> 　病気や薬は飲まないかんのやなと思いました。被害妄想なんかなと。病気のことを言われて，医学事典で調べてみたんです。それで，被害妄想だと思いました。あ，自分は被害妄想だったのかな。幻聴が聞こえるなという感じです。(40歳代，男性)

〈内服調整に参画する〉とは，"薬が効きすぎていると感じたときは，その症状や飲みたくない気持ちを医師や看護師に自ら伝え，変更してもらうように働きかけること"である。

> 　前はあんまり，薬はちょっと，精神科の薬は強すぎるのでちょっと……。半分ぐらいにするとか3分の2ぐらいに弱めた方が良いと違うかなと思ってたんですけど，やっぱり処方量だけ飲まなあかんのと，そうか飲みながらちゃんと主治医に詳しく言って主治医と連絡を密にして，コールをしていくようにした方が自分にとって良いことがわかったから。(50歳代，女性)

〈服薬を生活に組み込む〉とは，"症状による悪影響を受けて自分を見失わないようにするために，薬は飲み続けないといけないもの，一生飲み続けないといけないものと認識し，服薬することを生活の中に位置づけること"である。

> （入院は）もう24回ぐらいです。いつもね，途中で止めてしまうことが多くて，飲み続けたらいいんやけどね。飲んでいる時は短気起こせへんしね。今回は，帰ったらちゃんと飲もうと思っています。薬を欠かさへんようにしようと思ってて，薬を落っこちんようにしたいです。習慣的に飲むようにしようと思ってます。ご飯食べたら，お薬飲むようにしようと思っています。（50歳代，男性）

〈気楽に薬と付き合う〉とは，"自分が飲んでいる薬の種類や内容を十分知らずに服用したり，長年の服薬経験から少々飲み忘れても大丈夫だと気軽に捉え，薬とのんびり付き合うこと"である。

> 飲み忘れはあります。はい，飲み忘れについてはしょうがないって思っています。（40歳代，男性）

このように，グループ学習会に参加した患者は【説明の納得的理解と体験の融合】を経験することによって，【医療者・家族への信頼】，そして【薬に対する信頼】へと現状を受け容れ，【服薬しながら普通の生活を維持・守る】という気持ちへと着実に前進していった。

【普通の生活が出来る病気】
　次に，患者の『病気の受け止めの過程』について述べる。
　グループ学習会に参加した後の患者は，参加前に抱いていた【普通の生活に戻れない病気】という認識から【普通の生活が出来る病気】へと病気の認識を変化させ，病気を克服して健康を回復することへの期待や希望をもち始めていた。
　【普通の生活が出来る病気】とは，"病気が良くなったという医師からのことばや，今後も服薬を継続することでこれまで当たり前にしていた生活が出来るようになると希望をもつこと"である。そして患者の精神疾患に対する認識は，グループ学習会に参加する前の【普通の生活に戻れない病気】という否定的な認識から，「普通の人と変わりない生活が出来る病気」という認識へと変化していた。

では，患者が語る「普通の生活」とは一体どのようなことを意味するのであろうか。

患者にとっての「普通の生活」とは，仕事をすること，友人と遊びに行くこと，映画を観に行くこと，資格を取得するための学習をすることであり，発病する前または入院する前の患者が当たり前にしていたことが当たり前に出来る生活を意味していた。

> 薬を飲んだりデイケアをしたり，ものごとを一つ一つこなしていくうちにだんだんと良くなっていくんではないかなあと考えるようになったからです。全体的にいろいろ，このパンフレットで勉強するうちに思うようになっただけです。(50歳代，女性)

このように患者は，薬を飲むこと，デイケアに通うことという自分の気持ち次第でいかようにもなる条件によって，「良くなっていくんではないか」「普通の生活に戻れるかな」「頑張ったら変わるかな」と希望や期待をもっていた。また，グループ学習会に参加する前の患者は，『不安』や『心配』をさまざまに抱えていたが，グループ学習会に参加することによって【普通の生活が出来る病気】だという安心感を得ていた。

この【普通の生活が出来る病気】には，病気にとらわれないことを意味する〈自分流に病気を理解する〉〈「正常」だと言い聞かす〉〈病名にはこだわらない〉〈「良くなった」という感覚〉と，病気を身近に感じることを意味する〈治療可能な病気〉〈誰でもかかる病気〉が含まれる。

a. 病気にとらわれないこと

〈自分流に病気を理解する〉とは，"学習会で説明を聞いたとおりに病気を理解するのではなく，説明内容を患者の病的体験と絡めながら，自己流の表現に置き換えて理解すること"である。患者は，統合失調症という思考過程に障害を来たす疾患の影響を受けて，独特の理解の仕方をすることがある。しかし，そこには患者が病気と正面から向き合い理解しようとする姿勢が現れていた。

> 心の病気……まぁ，簡単にいうと善と悪の心があって，そやから……善の心が強ければ，悪は滅びる，滅びますね。まぁ，善の善って，善い心ですよ。今は善

> い心やから，善い心やから，そやから，善が多ければ悪は滅びますわ．滅びるゆう言い方おかしいかもしれん．しれないけども，計算ですわ．そやから，悪ゆうのは幻聴ですわ．仮にゆうたらね．で，えっと，善はあるんやけども，ストレスからきてるから善は負けるんですわ．意味わかります？　立ち上がるんですわ．まぁ，そこで僕の中のその心の中が葛藤するのね．がーっと．もみ合いになる．で，結果的には，あの，善が負けるんですけど，はは（笑）．いつものパターンですよ．で，善が負けて悪が立ち上がったら，幻聴が起きるんです．(50歳代，男性)

　この患者は，自分の心の病気について"善の心"と"悪の心"という表現を用いて説明している．患者が表現する"悪の心"とは病気（陽性症状）であり，"善の心"とは健康な状態を示していた．"善の心"が"悪の心"よりも大きくまた強ければ病気（陽性症状）を制御することが可能であるが，逆に"悪の心"が"善の心"に打ち勝つと病気（陽性症状）が出現するというわけである．
　〈「正常」だと言い聞かす〉とは，"病気であるがために周囲から対等に扱われにくい現実を理解したうえで，気持ちを強く持つために正常だと自分自身に言い聞かせること"である．

> 精神の病気のこういう人に見られずに，抜けているところを治すように気を付けています．自分は自分やと思って，自分は正常やと言い聞かせて，訴えてね．(50歳代，男性)

　患者が語る〈「正常」だと言い聞かす〉という気持ちは，グループ学習会に参加する前の患者が抱いていた〈周囲から対等に扱われない〉などによる【誇りを傷つけられる】経験が後押ししていた．
　〈病名にはこだわらない〉とは，"患者は病名に関して，文書や口頭で説明されていても覚えていなかったり無関心であるなど，病名について深く考えないこと"である．

> "何とか病"と言われたんですけど，忘れました．紙をもらったので，持ってきましょうか？（30歳代，女性）
> 　病気を抱えてるっていうほどでもなくって，先生から，なんか診断を受けたわ

> けでもなく，看護婦さんがぼそっとちょっと言ったの聞いただけで，別にそんなに……。なんか，うーん，そんなに……まだはっきりと言われたわけじゃない。はっきり言われたわけじゃないです。まあ，はっきり言っても，そう意味がある問題でもないかなと思ってます。(20歳代，女性)

このように，グループ学習会に参加した患者の中には，主治医から病名を聞いていても忘れている場合や，病名が記載された治療計画書を受け取っている場合であっても，病名に関心をもたないことが稀ではなかった。

〈「良くなった」という感覚〉とは，"自分の健康状態について，自ら医療者に確認すること，周囲の人による評価を聞くこと，さらには自分の集中力を試すことによって，着実に健康を回復していると実感すること"である。この感覚は，先述した〈服薬効果を体感する〉と類似しているが異なる概念であり，患者自身が病状の改善に関する他者評価を受けたり，病気によって一旦は出来なくなったことからの脱却に気づくことを通して，あくまでも病気の回復を感覚的に把握することである。

> チェックリストつけてみて，(該当する症状が)ほとんどなかったので安心しました。(50歳代，女性)
> うつ病みたいになったりね，してたんです。外に出るのが嫌でね。でもここに来てようなったけどね。(60歳代，女性)
> 色々な人からすっきりした，楽になったと言われるようになりました。だから，良くなってきたのかなと思います。(30歳代，女性)
> 体調も良いですし，それがまた勉強したいなというその勉強に対する意欲ね，本が好きなんですよ。でもこの下のデイケアにはねそんなにね，新しい本ないんです。それは，もう，しょうがないですけどね。本もよく読むようになったし。(40歳代，男性)

そして患者は，精神疾患も身体疾患と同様に〈治療可能な病気〉であると，考えを改めていった。

b. 病気を身近に感じること

〈治療可能な病気〉とは，"自分は今，薬の力でより良い状態が保てている，心の病気は薬を飲むことによって症状が改善できる病気だと認識すること"である。

> コーヒーカップのね。発散力も生きていくのにいるし，上からの雨も必要やし，そこで薬が入ってきたことが教訓になりました。薬でそれを防ぐということがわかりました。頭につける薬はないと思ってたけど，そうではなかった。(50歳代，男性)

〈誰でもかかる病気〉とは，"心の病気は，気持ち悪い病気ではなくストレスと関係深いこと，そして，誰でもかかり得る可能性のある病気だと認識すること"である。

> 特に，ストレスがかかりやすい人が，かかりやすい病気なんだなと，誰にでもなる病気だなと思いました。ストレスを受けやすいと，かかりやすいんだと思いました。(30歳代，女性)

以上，〈治療可能な病気〉と〈誰でもかかる病気〉という概念は，患者が病気をどのように認識しているかという視点で捉えた場合に，病気の認識の種類といえるものであった。

このように，グループ学習会に参加した後の患者は，参加前に〈つかみどころのない病気〉〈別世界の病気〉〈厄介な病気〉だと捉えていた精神疾患について，参加後には〈誰でもかかる病気〉であり〈治療可能な病気〉であると，自らの〈「良くなった」という感覚〉を通して実感していた。

【病気をもちながら生きる】

精神疾患は【普通の生活が出来る病気】であると認識した患者は，その先にある【病気をもちながら生きる】という考えに到達していた。

【病気をもちながら生きる】とは，"心の病気は，病院を退院した後も外来に通院しなければならず，一生付き合っていかなければならないことを認め，前向きに生きようと考えること"である。つまり，この概念は，患者が自らを精神疾患患者であると受け容れることを意味する。

> 　こうなってしまったものだから，もう，こういう病気をもって自分は生きていく，というような感じのイメージ。ただ，まぁ，なってしまったけれども，"もって"といっても，"なったことがある"という，"経験があった"ということをもって生きていくというような，"経験をした"というようなイメージです。（30歳代，女性）
>
> 　病気とは，もう付き合っていかないといけないでしょうしねぇ。（40歳代，男性）

　この【病気をもちながら生きる】には，病気と折り合いをつけることを意味する〈症状と仲良くする〉〈症状に耐える〉〈回復の階段を這い上がる〉と，病気を価値づけることを意味する〈病気を財産にする〉〈病気を「個性」と受け止める〉，そして病気が絶えずあることを意味する〈自分の一部になった病気〉〈終りのない病気〉が含まれる。

a. 病気と折り合いをつけること

　〈症状と仲良くする〉とは，"幻覚・妄想で心地よさ，快適さ，楽しさを経験し，上手に症状と付き合うこと"である。この概念は，患者にとっての症状は，辛いことばかりではなく楽しいこともあり，その楽しい部分と付き合うことを意味する。統合失調症患者が経験する幻覚または妄想は，多くの場合，薬物療法を継続することによって，症状の出現頻度や症状に脅かされる程度が減少する。しかし，それらの症状を完全に消失させることは困難である。グループ学習会に参加した患者の中には，自らが経験している幻覚を非現実的なことであると識別したうえで，幻覚を経験する生活を楽しんでいる者もあり，そのような患者の場合，幻覚の頻度が減少することを「寂しい」と捉えていた。

> 　（幻聴は）普通の会話と変わらない。朝起きたら，おはようって言えばおはようって言うし。今日の晩御飯ですけど，今日は夜ご飯D（スーパーの名称）行った方がいいとか。嫌な幻聴ではない。そこが難しいところで……。（50歳代，男性）
>
> 　前は罵る声が聞こえてきたけど，今は励ます声が聞こえてくるんで，今は怖くないです。聞こえない方がいいかと思いますけど。（40歳代，男性）

しかし，一方では，〈症状と仲良くする〉ことが出来ず，辛い症状を経験しながらも〈症状に耐える〉患者がいた。

〈症状に耐える〉とは，"生活に支障を来たす幻覚・妄想が現れ，鬱陶しさ，恐怖感，集中力の欠如などの辛い症状に耐えること"である。

> 自分の声が，聞こえてきた。うーん，なんか，恨む……私のことを恨んでる人がいるっていうか……なんか，怖いというより，恨まれている怖さってな感じ。前は，思ってましたけど……。今は，直接に危害は与えられるというよりは，嫌がらせみたいな感じ。それを我慢するしか，仕方ないかなと思う。(20歳代，女性)

このように，患者によっては「恨まれている」という恐怖感を経験しながらも，「我慢する」「仕方ない」と症状を受け容れていた。また，患者は，早く回復することに焦らず地道に回復すること，すなわち〈回復の階段を這い上がる〉というイメージをもっていた。

〈回復の階段を這い上がる〉とは，"ゆっくりと階段を這いながら上るように，入院生活から日常生活へと緩やかに戻ろうとすること"である。

> ゆっくりゆっくり入院中の生活を少しずつ日常の生活に戻していくっていう，そのまぁ，段階をすごくゆっくりと，低い低い階段を上るような感じで，続けていければ一番いいのかなぁっていうイメージになってきました。私の場合は勉強をしてますので，その勉強の内容をだんだんと濃い内容にしていくということでした。始めは，そうですね。ただ本を読むだけであったのが，今は問題を解いたり，文章を書くような問題がたくさんありまして，まぁ論文の問題を解いたりという，だんだんと，こう負荷のかかる勉強をしていくっていうイメージを最初にもってます。(30歳代，女性)

b. 病気を価値づけること

〈病気を財産にする〉とは，"健康であった時の数々の経験に加え，現在進行形の心の病気の経験を財産だと肯定的に捉えること"である。

> 一つだけ財産があるんです。それはやっぱりね，経験ですわ。〈中略〉それと今

> ……抱えている心の病ね，こういうのも経験しましたし．それがね，自分にとっての大きな財産ですわ．(40歳代，男性)

〈病気を「個性」と受け止める〉とは，"心の病気をもっていること全てを自分の個性と捉え，その個性をもつオンリーワンの自分を守りながら生きようと考えること"である．

> 私，だってずっと4年前からE先生に統合失調症って言われて，妄想幻覚って，私が……．自分はみんながNo.1やとテレビ出てる人とかも，世界オリンピックとかで金メダル取る人とかは勿論，実力共にNo.1やけど．今，テレビ出てる人はそりゃNo.1歌手で，その年，1番売れた曲があればその人はNo.1の歌手なんだろうし．なんか，うん，もうこれから"個性"，"オンリーワン"を目指して頑張ります．幻覚妄想は，もうしゃあないんで．(30歳代，女性)

c．病気が絶えずあること

〈自分の一部になった病気〉とは，"自分が病気であることを意識しすぎないようにすることによって，病気と馴染み合い，病気も自分の一部だと認識すること"である．

> 病気について，もうあまり病気と思ってないというか，もう自分の一部になってしまっている感じは……．(30歳代，女性)
> あまりもう言葉にできないような……，何も空っぽなんですけれども，この病気について……．(30歳代，女性)

〈終りのない病気〉とは，"服薬を継続する必要性のある病気であり，完治することが難しい病気であると同時に，再発するかも知れないと認識すること"である．これは，患者が服薬を継続することと深く関係していた．

> まだ今，完全に治りきった状態じゃないっていうのを初めて聞いて，完治と寛解があるっていう言葉を初めて聞いて……．それを聞いて，あ，自分も今，寛解のような感じなんだなっていうのを……．寛解の状態だからやはり飲み続けてい

> かないといけないんだなってことがわかりました。寛解って聞いて私，あっ，以前の生活に戻れそうな状態なんで，この状態を続けていくには，少し薬の力を借りてこの状態を続けていくのが一番ベストなのかな，と感じています。(30 歳代，女性)

　以上，〈自分の一部になった病気〉と〈終りのない病気〉は，患者が病気をどのように認識しているかという視点で捉えた場合に，病気の認識の種類といえるものであった。また，これらは，グループ学習会に参加した後の患者によって語られたものである。
　このように患者は，グループ学習会での学びを通して，自分と病気をあえて区別しようとせず，むしろ〈病気を財産にする〉〈病気を「個性」と受け止める〉のように，精神疾患を患うことの価値を積極的に変更し，病気を冷静に迎え入れようとしていた。
　薬物療法を受けながらグループ学習会に参加した患者は，【説明の納得的理解と体験の融合】を図り，【医療者・家族への信頼】を寄せるようになった。そして，当初，【普通の生活に戻れない病気】だと不安に苛まれていた状況から緩やかに脱出し，【普通の生活が出来る病気】へ，そして【病気をもちながら生きる】へと気持ちを高めていった。この【病気をもちながら生きる】は，グループ学習会に参加した後の患者の語りから生成された概念であり，『病気の受け止めの過程』における重要カテゴリーであった。
　【病気をもちながら生きる】は，もう一方の『服薬の受け止めの過程』の重要カテゴリーである【服薬しながら普通の生活を維持・守る】とも密接に関係していた。【病気をもちながら生きる】と認識した患者の多くは，精神疾患がある程度コントロール可能な病気である，つまり【服薬しながら普通の生活を維持・守る】ことが出来る病気であると服薬を受け止めていたが，【服薬しながら普通の生活を維持・守る】という認識に到達した患者だからといって，必ずしも【病気をもちながら生きる】と病気を受け止めているわけではなかった。
　このように，『病気の受け止めの過程』および『服薬の受け止めの過程』の終着地点は，それぞれ【病気をもちながら生きる】と【服薬しながら普通の生活を維持・守る】であったが，『服薬と病気の受け止めの過程』全体での終着地点または目標地点は，『病気の受け止めの過程』の重要カテゴリーである【病気をも

ちながら生きる】であった。ところが，多くの患者は終着地点に留まることなく【退院に向けての心構え】を始め，その一方では，【退院に向けての気がかり】という気持ちを併せもっていた。

　以下では，【退院に向けての心構え】と【退院に向けての気がかり】について順次述べることにする。

【退院に向けての心構え】

　【退院に向けての心構え】とは，"退院後の生活の中で，どのようなことに気を付ければ症状を調整できるのか，再発を予防出来るのかに関心を寄せ，それに取り組もうと心の準備をすること"である。これには，症状を管理することを意味する〈きっちり服薬する〉〈症状を自己チェックする〉〈メリハリをつける〉，生活上の負担を少なくすることを意味する〈無理せずに出来ることから始める〉〈自分に合ったリラックス方法を取り入れる〉〈自分に合った服薬方法を模索する〉〈生活上の資源を利用する〉，他者と交流することを意味する〈仲間と過ごす〉〈人付き合いを上手くする〉が含まれる。

　前述した〈無理せずに出来ることから始める〉は，グループ学習会に参加する前後の患者から多く語られたが，その他の概念については，ほとんどがグループ学習会に参加した後の患者の語りによって生成された。このように，グループ学習会に参加する前から多くの患者は，退院後の生活を〈無理せずに出来ることから始める〉ことの大切さを理解していながらも，何をどのようにすればよいのかという具体的な考えには及ばないようであった。しかし，グループ学習会に参加後の患者は，着実に具体的な方法を模索し始めていた。

　以下，患者によって語られた【退院に向けての心構え】の概念について述べる。

a．症状を管理すること

　〈きっちり服薬する〉とは，"服薬時間がばらばらになったり，服薬することを忘れないように注意して，確実に飲むこと"である。

> （学習会で気持ちが）変わったんじゃなくて，増幅されたんですね。ですから，くどいですけど，ちゃらんぽらんな時間に薬を飲んだり，まあ，飲んだから大丈夫やろとか，そういう，いい加減な気持ちじゃなくて，きちっと時間を決めて，きちっと管理をして，で，きちっと飲む。そんなふうに変わってきました。（40歳

代，男性）

〈症状を自己チェックする〉とは，"起こり得る症状を自分で意識的にチェックすること，すなわち観察すること"である。

> メモに書いて，カレンダーに張って，学習会でやったチェック表も付けようと思っています。忘れちゃうからです。もしかして副作用があったら，チェックしていこうと思っています。この薬を飲んでから，わかるようになりました。(30歳代，女性)

〈メリハリをつける〉とは，"入院生活を参考にして，食事，睡眠，服薬，仕事などを主に規則正しい生活を送ること"である。

> （退院後の）生活……まぁ，病院と同じで規則正しい生活。ちゃんと生活設計を立てて，一覧表，一日のスケジュールが，朝何時に起きて……。そやから，考えてみれば病院のことと全く同じことをやっておれば，まず病気にはならないね。(50歳代，男性)
>
> 最後の回の退院に向けてというところでしょうか。皆，どういう生活をするのか，他の人の意見も聞いて，一つの目安になりました。あの人はのんびりやっていこう，Fさん（他の参加者）はメリハリつけるためにとか。Gさん（他の参加者）も言っていたようにメリハリつけるとか。人それぞれ別なので，自分にあったところを取り入れて，役立ちそうです。例えば，生活にメリハリつけるために，仕事を取り入れるとか，デイケアに通ってみるとか，自分が通うかどうかはわからないですけど。(退院後)無理をしないように，普通にのんびりと考えています。(30歳代，女性)

b. 生活上の負担を少なくすること

〈無理せずに出来ることから始める〉とは，"自分の気持ちや体調を考慮しながらデイケアに通ったり，時には家事をすることによって，無理せず少しずつ入院前の生活に戻ること"である。

> OTとか，病院通いだけはして，少しずつ慣らしていこうと思っています。(30歳代，女性)
>
> 個性があるから，言われる通りしなくてもいいんだなと思ったんです。個性に合わせて選んでいったらいいんだなと思いました。私はバイオリンは続けていこうと思っています。活動はしないけど。できる範囲で出来ることをしようと思いました。他の患者さんと話して，色々個性があるんだなということがわかったことと，病気には個性があるんだということを聞いたからです。(50歳代，女性)

〈自分に合ったリラックス方法を取り入れる〉とは，"園芸やスポーツなど自分に合った趣味を見つけて生活の中に取り込むことにより，ストレスを溜めないこと，または発散すること"である。

> (退院後は)やっぱり安定した運動もし，自分の好きなこともし，そういう，いわば憩いの場所に行くっていうふうにね。(40歳代，男性)
>
> ハーブも育てたいんです。ちゃんとしなくちゃって思ってます。この前，家に帰ったら半分以上枯れていたんで。花とかハーブとか見たら，心の病気にとってはいいのかなって。パンフレット見たからです。心の病気の，ここ(パンフレットの図を示す)で書かれてたみたいに，ストレス発散になるのかなって。(30歳代，女性)

〈自分に合った服薬方法を模索する〉とは，"内服薬の飲み忘れを防ぐために，内服薬を準備する他者の姿を実際に見学することや，内服薬の保管場所を自分なりに考えること"である。

> 食卓に薬を置こうかなと思っています。(30歳代，女性)
>
> 薬の管理の仕方ですよね。あのうやってるうちにね，良い方法が少しでも良い方法が見つかってくると思うんですよ。で，時間，面倒じゃないですか。その面倒なのを工夫していけると思うんですよ。薬に対してはそうです。あのね，ここで，あの，この前の時だったと思うんですけども，Hさんという看護師さんがいらっしゃるんですよ。朝，このカウンターで薬飲むんですけれども，そうするまでの段階は全て看護師さんがね，中でやってらっしゃるんですってね。その現場を見

> せてくれるっていうんで，その見せてくれるというか，教えてあげるって言われ
> てるんですよ。そういうの見て，そういうふうに管理しようって思ってるんです
> けどね。出来ればその1カ月分ね，もらった分を一挙にやっちゃおうと思ってる
> んですけどね。(どの方法で管理するか)が，今思案のしどころなんですよ。その
> 方法でどういうふうに工夫していくかね。うん考えてるんですけどねぇ。(40歳代，
> 男性)

〈生活上の資源を利用する〉とは，"安定した生活を行うために，家庭内での協力を得て自分の身の回りのことや服薬管理などをすること，また退院後に暮らす地域の社会復帰施設や医療保健福祉制度を利用すること"である。

■地域においては

> (以前は)あんまり協調性がなくって。最後の方でなんか，いろいろ施設とか利
> 用したりとか出来るって聞いたんで。それ，利用してみようかと思って。ストレ
> スと上手く付き合っていけなかったので。上手く付き合って，なれそうな気がし
> たので。(30歳代，女性)
>
> 保健所に通ってなかったんですけどね。月曜日に保健所で，米持ってきて炊い
> て食べる。他にも色々やりますけど，それに通ってなかったんですけどね。止め
> たんちゃうんですよ。自然に行けへんようになって……。それに通おうと思って
> ます。(50歳代，男性)

■家庭においては

> 私，外泊してた時に，お母さんに薬を出してもらってたんですよ。あのう，夕
> 食後，朝食後，しばらくは，まあ今年一杯はお母さんに薬を出してもらおうかなと。
> ご飯食べた後に。そうすれば安全。自分で止めることはないし。(30歳代，女性)

c. 他者と交流すること

〈仲間と過ごす〉とは，"家族や友人と会話をしたり，社会復帰施設や地域の活動に参加することによって，積極的に交流の機会をもつこと"である。

> 　家族とやはりコミュニケーションをとって，家族にいろいろと話を聞いてもらったりだとか，お互いに聞きつ聞き合い，あれ，聞いてもらったり相手の話を聞いたりとかしながらとか。あとは，友だちとももうちょっと密にコミュニケーションをとるように。それまで勉強に一辺倒だったものですから。(30歳代，女性)
>
> 　色々なこと，グループに参加したので，友人とかを作ろうと思っています。今回の学習会で勉強になったんです。人見知り激しかったんですけど，人と積極的に会おうと思っています。(30歳代，女性)

　〈人付き合いを上手くする〉とは，"学習会で学んだコミュニケーションを良くするためのポイントを，退院後の生活にも取り入れることによって他者との関係を円滑にしようと考えること"である。

> 　"明るい表情で話す"ですね。ここ（パンフレット）に載ってますね，このね。そう，"はっきりと大きい声で話す"ね。自分ではそうしているつもりなんですけど……。(70歳代，女性)

　このように，グループ学習会に参加した後の患者は，退院後の生活の中で症状を自己調整したり再発を予防するための具体的なイメージをし始めていた。しかし，その一方で，患者は【退院に向けての気がかり】を経験していた。

【退院に向けての気がかり】

　【退院に向けての気がかり】とは，"学習会で学んだ内容を生かして，退院後の生活が規則正しく送れるかどうか心配になること"である。
　この【退院に向けての気がかり】は，患者が「理屈ではわかってもね，それが今度行動に出るかどうかなんですよね」「上手に出来るかどうかはわかりません」と語るように，退院後の生活，すなわち現実的に未来を思考することによって現れる心配であった。

> 　色々書いてみてね，考えてね，結局そういうことになって，薬を続けていくことが大事だとわかったけど，続けていけるかどうか心配です。その通り薬飲んで，

> そう上手く出来るんかなって。努力はしようと思ってるんですけどね。朝遅くなってね。薬の時間違いますし，飲み忘れたら，2時間あけて飲むということはわかったんですけどね。努力はするつもりですけど，その通り飲んでいけるか心配です。(50歳代，男性)
>
> 　入院している以上，もうそうせざるを得ないからですね。だからやっぱりね，あのう退院してからやっぱり心配ですよ。時間がやっぱり不規則になるんじゃないかなって。薬服用するのがね。自己管理ですわね，どこまで自己管理出来るか。(40歳代，男性)

小　括

　患者の『服薬と病気の受け止めの過程』は，【説明の納得的理解と体験の融合】と【医療者・家族への信頼】を中心として，『服薬の受け止めの過程』と『病気の受け止めの過程』のそれぞれが円環で進展し，それらが統合されていった。

　患者の『服薬の受け止めの過程』は，グループ学習会に参加する前に抱いていた【薬に対する疑念と恐怖】から【薬に対する信頼】へ，そして【服薬しながら普通の生活を維持・守る】へと変化した。一方，『病気の受け止めの過程』は，グループ学習会に参加する前に抱いていた【普通の生活に戻れない病気】という否定的な認識から【普通の生活が出来る病気】へ，そして【病気をもちながら生きる】へと変化した。この【病気をもちながら生きる】は，【服薬しながら普通の生活を維持・守る】という認識による影響を受けていた。しかし，この過程において患者が疑念や不安を抱いた場合，【病気をもちながら生きる】という認識は【普通の生活が出来る病気】あるいは【医療者・家族への信頼】へ，また【服薬しながら普通の生活を維持・守る】という認識は【薬に対する信頼】あるいは【医療者・家族への信頼】へと後退したり停滞したりしていた。

　このように『服薬と病気の受け止めの過程』における患者の認識は，『服薬の受け止めの過程』と『病気の受け止めの過程』それぞれの円環の中で，前進と後退を繰り返しながら着実に進展していた。

　さらに，これらを通して，患者の多くは，退院後の生活をイメージして具体的に【退院に向けての心構え】を始めるようになったが，その一方では【退院に向けての気がかり】も併せもっていた。

4 服薬と病気の受け止めの種類

　先述したグループ学習会に参加した患者の『服薬と病気の受け止めの過程』を説明するために生成した概念に着目すると，『服薬の受け止めの過程』と『病気の受け止めの過程』にはそれぞれ次のような認識の種類があった。

　『服薬の受け止めの過程』における服薬認識には，〈納得的服薬〉〈習慣化服薬〉〈条件付服薬〉〈断念服薬〉〈自己犠牲的服薬〉〈従順服薬〉の7種類があった。

　この服薬認識は，グループ学習会への参加を通して変化していた。特に，参加する前の多くの患者の服薬認識は〈従順服薬〉あるいは〈習慣化服薬〉であることを特徴としたが，参加した後の患者の服薬認識には，〈納得的服薬〉が現れ始めることが特徴であった。しかし，全体を通して患者の語りによる変化が確認できなかったものは，〈条件付服薬〉と〈断念服薬〉であった。

　また，『病気の受け止めの過程』における病気認識には，〈終りのない病気〉〈自分の一部になった病気〉〈誰でもかかる病気〉〈つかみどころのない病気〉〈別世界の病気〉〈厄介な病気〉の6種類があった。

　この病気認識の特徴は，グループ学習会に参加する前の患者の多く語られた〈別世界の病気〉〈厄介な病気〉という認識が，参加した後の患者からはほとんど語られることなく，むしろ〈自分の一部になった病気〉について語られ始めたことであった。

5 コアカテゴリー：【悲観と楽観の彷徨】

　グループ学習会に参加した患者は，【説明の納得的理解と体験の融合】によって，一見すると『服薬と病気の受け止めの過程』を順調に辿っているようであったが，患者は尽きることのない不安を経験していた。患者は，やがて訪れる退院後の生活を考えて【退院に向けての心構え】をしていたが，その一方で【退院に向けての気がかり】を併せもっていた。この【退院に向けての気がかり】を経験する患者は，【服薬しながら普通の生活を維持・守る】ことが出来るのか，【病気をもちながら生きる】ことが出来るのか，【普通の生活が出来る病気】なのか，本当に【薬に対する信頼】を寄せて良いのかと，時には後ろ向きに，そして悲観的に考えていた。しかし，このような時には，グループ学習会に参加して【説明の納得的理解と体験の融合】をさせた自己に再び立ち戻り，気持ちを立て直して

いた。
　このように，グループ学習会に参加した患者の『服薬と病気の受け止め』は，ある時には悲観の方向へ，またある時には楽観の方向へと揺れ動き，まるで患者は一進一退しながらさまよっているかのようであった。このような患者の気持ちを説明する概念が【悲観と楽観の彷徨】である。
　【悲観と楽観の彷徨】とは，"病気になったことで，この先どのようになるのだろうという絶望感や不安感と，何とかなるだろうという期待や安心感の間で感情が行き来すること"である。

> （参加者の話しを聞いて）安心したような……，安心半分，……不安半分。うーん，一生飲み続ければ，幸せな人生が送れるっていう安心と，不安……海外留学する時にもまた通わなきゃいけないかもしれない。時間的制約がある。仕事ももちたいのに，学校にも行かなきゃいけないし……時間ないじゃないですか……不安半分。(20歳代，女性)
>
> すごく絶望的な感じと，まあなんとかなるかなあという感じの真中をいつも行ったり来たりしてます。来る所まで来てしまったなあという感じ。具体的にはちょっとわからない。(30歳代，女性)

　以上のように，グループ学習会に参加する患者の『服薬と病気の受け止めの過程』は，これまで自らが服薬することや自らが病気であることを受け容れられずに立ち止まっていた位置から，次第にそれらを受け容れる方向へと前向きに変化していくが，その変化は決して一定方向に向かって安定して進むものではなく，時には後ろ向きに進むこともあった。すなわち，患者にとっての『服薬と病気の受け止めの過程』は，悲観的な思考と楽観的な思考との間で気持ちの揺れを生じさせることであった。

6 グループ学習会の構成要素

　患者に【悲観と楽観の彷徨】を経験させるグループ学習会とは，一体どのようなものであろうか。それは，患者の語りによれば，【孤独感の軽減】【運営者に対する信頼】【充実した時間】という3つの要素をもつものであった（図3-6参照）。

Ⅶ. 結　果　131

　　　　　　　　　孤独感の軽減

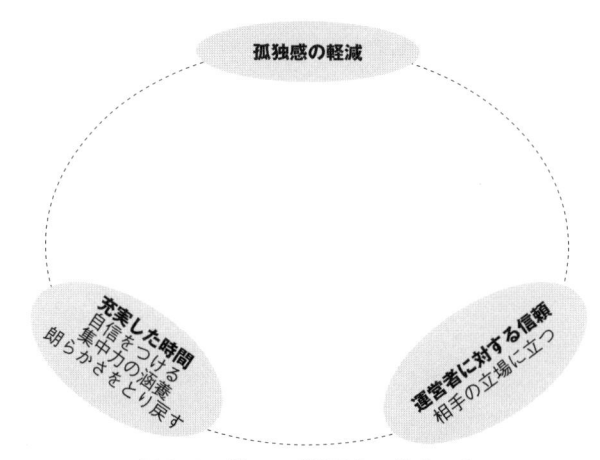

　充実した時間　　　　　　　　　運営者に対する信頼
自信をつける　　　　　　　　　　相手の立場に立つ
集中力の涵養
朗らかさをとり戻す

図3-6　グループ学習会の構成要素

【孤独感の軽減】

　【孤独感の軽減】とは，"同病者が体験する互いに異なる苦悩や共通する苦悩を語り合うことによって，他の仲間も同様に悩みを抱えていることを知り，悩みを抱えているのは自分一人じゃないという気持ちになること"である。

　各々の患者は，グループ学習会に参加した後のインタビューの中で，「みんな」という言葉を多く用いていた。その「みんな」という言葉の用いられ方は，「みんな」苦しい，「みんな」しんどい，「みんな」辛い，「みんな」同じ考え方，「みんな」似ているというものであった。患者は，「みんな」をこのように認識することによって，「自分だけじゃない」，つまり「みんな」と同じであり一緒であると理解し，安心感を得ていた。

> 　他の方の症状を聞いて，あの，あっ自分だけではないんだってことで，苦しみとかイライラしたりしんどさとかが少し和らいだりしたことはすごく良かったと思います。あと，同じ意味で，先ほども言いましたけども，みんな苦しい思いをしてるんだってことは同じなんだなってことも共感できて良かったと思います。それまでは，自分一人だけが，辛いとか，なんでこんな病気になったんだろうとか思ってたんですけど。(30歳代，女性)
>
> 　皆さんと病気を分かち合えて良かったです。お互い困っているんだなということがわかりました。お互い理解できて，心強い感じですね。(60歳代，女性)

> やっぱり僕みたいに薬の副作用が辛くてっていう人もいたんだなという，そういうひとつの……自分だけじゃなかったんだなあちゅう。それを聞いて気が楽になったちゅうかね。周りの人を見て，今まで会った人で僕ほど副作用で落ちつかなくなった人はあんまりみなかったんですね。自分だけかなあって思って。でも，今回の学習会で，まあ副作用が出るちゅうことがわかったちゅうことで，まあ自分だけじゃあないちゅうことで。(30歳代，男性)

このように患者は，グループ学習会に参加した他の患者と自分との類似性を積極的に確認し，安心感を獲得していた。

【運営者に対する信頼】

グループ学習会に参加した患者は，【運営者に対する信頼】を寄せていた。

【運営者に対する信頼】とは，"セッションに参加したことを振り返り，緊張しなかった，精神疾患と内服薬について丁寧かつ的確に教えてもらえた，落ち着いて話していたという感覚を通して，セッション運営者を信じること"である。

患者の語りによれば，患者が運営者を信頼するか否かに影響する要素は，運営者のしゃべり方，説得力，対応，人柄であった。

> 彼の説明は非常に，あの，端的で，まとめてて，あの……親切，懇切，懇切丁寧なね。あの……対応だったと思います。別の方だったら，ひょっとしたら，また違ったかもしれませんし……。彼のいい所はね，あの……誰の話も必ず最後まで聞いてらっしゃいますね。それと，それに対して必ず，あの，最後まで，あの，相手が納得するまでね，あの……返事なさってますね。まあ，人間のかげ(?)としては当たり前といえば当たり前のことですけども，でも，当たり前のことが出来る人間て少ないじゃないですか。で，当たり前のことをすると，かっこいいように見えるじゃないですか。でも，あの当たり前の，あの……立派な，若いけれど，僕よりも，まだ若いんですけども，まあ，尊敬とまでは言いませんけども，あの，非常にあの，いい人にね，出会えたと思いました。だから，好感をもてますね，ああいう人には。(40歳代，男性)

このように，患者は単にグループ学習会に参加しているだけではなく，そのグ

ループ学習会を運営する運営者の姿勢を敏感に捉えていた。そして，患者が具体的に語った運営者の姿勢には，〈相手の立場に立つ〉が挙げられた。

〈相手の立場に立つ〉とは，"運営者がそれぞれの参加者に合わせて噛み砕いて説明すること，相手の話を一歩引き下がって最後まで聞く姿勢を通して，自分たちの立場に立とうとしていると感じること"である。

> 説明が上手ですねぇ。あと相手の立場に立ってる。まあそれが一番ですわね。それは，あの会話の中でそう感じました。自分だけじゃなくって他の人の会話してらっしゃるところもお見受けしますからね。そういう意味で。(40歳代，男性)
>
> その，一歩引き下がって，ええ，相手の話をよく聞くという態度なんか見て，ええ，立派だなと思いました。(40歳代，男性)

このように患者は，自分と運営者との会話だけはなく，他の患者と運営者との会話をも観察し，運営者の姿勢を査定していた。

【充実した時間】

【孤独感の軽減】を実感したり【運営者に対する信頼】を寄せることが出来た患者は，これらのことが経験できたグループ学習会に参加した時間を【充実した時間】と捉えていた。【充実した時間】とは，"学習会に参加して，楽しい感覚や元気づけられる感覚を得ることによって，その時間を有意義な時間と感じること"である。これには，〈朗らかさをとり戻す〉，〈自信をつける〉，〈集中力の涵養〉が含まれる。

〈朗らかさをとり戻す〉とは，"学習会の席で会話することにより，自分が明るくなれたと感じること"である。

> (学習会で)何でも言えるように，ちょっと自分でも明るくなったような気するんですけどね。(70歳代，女性)

〈自信をつける〉とは，"学習会に参加して学び得た事柄から，回復に向かう階段をとんとん拍子に登れているような感覚を得ること"である。

> 入院というイメージがまず良くないですよね。でも，その入院自体が，今はほ

んとに元気になってるでしょう。たった1カ月の間で，あんなえらい思いしたのにねえ。ポカリスエット30本飲んだ日の話ね。それが1カ月の間でこんなに元気になったし，その1カ月の中のこの学習会がありましたからね，鬼に金棒といいますか，入院が鬼だったら金棒はこれ（学習会）ですわね。というふうに，自分では取るようにしてるとこもあるんですけどね。(40歳代，男性)

〈集中力の涵養〉とは，"学習時間の長さを感じながらも最後まで参加することによって，自然に集中力が養われたと実感すること"である。

集中力が，つきましたわ。僕は1時間半くいう耳はあったけどね。Zさん（運営者）始めに1時間言うたのに，言うたんですよ。1時間，1時間半やん，おかしいな，今日は1時間45分や，長いなと思った。それは，やっぱりZさん（運営者）は，僕らにそういう種を植え付けてくれたという。僕はそれは感謝やって思ってますよ。種を植え付けられたと。(50歳代，男性)

小　括

　グループ学習会に参加した患者は，それまで医療者や家族に対して〈わかってもらえない辛さ〉を抱いていたが，同様の病気をもつ仲間と共に学習する機会を得ることにより【孤独感の軽減】を図っていた。

　参加前の患者は，病気や治療についてのあいまいな説明しか受けられなかったがために，【薬に対する疑念と恐怖】や【医療者・家族への不信】を募らせていた。そして，他者から【誇りを傷つけられる】と思い恐れていた患者は，自分を保護することに懸命になっていたが，グループ学習会を通して〈相手の立場に立つ〉運営者と出会い【運営者に対する信頼】を寄せるようになると，【誇りを傷つけられる】という気持ちを緩和させ，次第に心を開き他者を受け容れるようになった。また，患者は〈朗らかさを取り戻す〉ことや〈自信をつける〉ことのほか，長時間に渡るグループ学習会に参加した経験の中から〈集中力の涵養〉ができたという認識に至り，その時間を【充実した時間】と捉えていた。

　このように，グループ学習会は，【孤独感の軽減】，【運営者に対する信頼】，【充実した時間】という3つの構成要素が絡み合うことにより，患者の【説明の納得的理解と体験の融合】を促進していた。

C 心理教育を受けた患者の知識および精神症状の変化(量的研究)

　ここまでは，心理教育プログラムを受けた統合失調症患者の認識が変化していくプロセスを，患者の語りを用いながら説明してきた。ここからは，果たして心理教育プログラムが，患者の服薬や病気に関する知識を向上させるのか，精神症状を改善させるのかについて，数値で説明する。

1 グループ学習会が患者の服薬と病気の知識に及ぼす影響

　グループ学習会に参加した患者の疾病薬物知識度調査（KIDI）総得点は，介入前2～17点，平均11.6（$SD=4.0$）点，介入後5～20点，平均13.8（$SD=4.3$）点であった。
　グループ学習会が患者の服薬と病気の知識に与えた影響を検討するために，対応のあるt検定を用いた。結果，KIDI平均得点の変化は，介入後が介入前よりも有意に高かった（両側検定：$t(30)=3.57$, $p<.05$）（図3-7参照）。また，KIDI質問項目の平均得点の変化を調べたところ，グループ学習会に参加した後

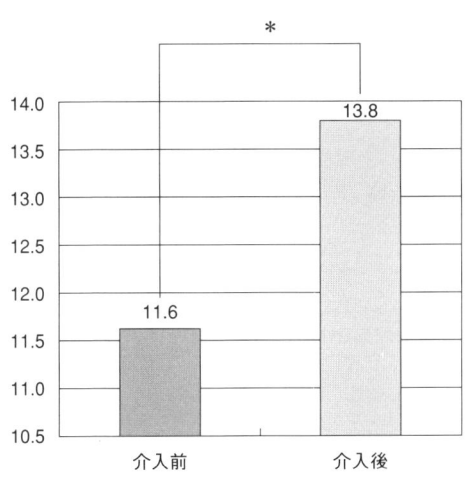

paired-t test：$^*p<.05$

図3-7　KIDI平均総得点の変化

表 3-1　KIDI の質問項目の正解率の変化

質問番号	質問項目	前→後（後－前%）
Ⅰ．精神症状に関する項目群（10 項目）		
1	一般的な症状について	38.7 → 64.5 %（＋25.8 %）
2	精神症状について	58.1 → 54.8 %（－ 3.2 %）
3	精神症状が出現した時の対処	51.6 → 67.7 %（＋16.1 %）
4	毎日の睡眠時間	87.1 → 80.6 %（－ 6.5 %）
5	不眠について	61.3 → 64.5 %（＋ 3.2 %）
6	うつ状態について	64.5 → 54.8 %（－ 9.7 %）
7	躁状態について	38.7 → 45.1 %（＋ 6.5 %）
8	被害妄想について	71.0 → 77.4 %（＋ 6.5 %）
9	自閉について	54.8 → 64.5 %（＋ 9.7 %）
10	幻覚妄想の原因について	48.4 → 67.7 %（＋19.4 %）
Ⅱ．精神科薬物に関する項目群（10 項目）		
11	抗精神病薬の作用について	71.0 → 93.5 %（＋22.6 %）
12	副作用（抗コリン作用）について	83.9 → 77.4 %（－ 6.5 %）
13	副作用（パーキンソン症候群）について	38.7 → 64.5 %（＋25.8 %）
14	抗精神病薬の危険性について	51.6 → 80.6 %（＋29.0 %）
15	睡眠剤の副作用について	45.2 → 61.3 %（＋16.1 %）
16	服薬を忘れたときの対処	80.6 → 90.3 %（＋ 9.7 %）
17	抗精神病薬の注射について	22.6 → 25.8 %（＋ 3.2 %）
18	服薬を継続することの重要性について	61.3 → 87.1 %（＋25.8 %）
19	服薬の継続と社会復帰について	71.0 → 83.9 %（＋ 6.5 %）
20	治療中断と再発の主な原因について	64.5 → 71.0 %（＋ 6.5 %）

表 3-2　KIDI 下位尺度の平均得点の変化

	事前 平均	SD	事後 平均	SD	t 値
Ⅰ．精神症状に関する項目群（10項目）	5.7	2.4	6.4	2.6	2.1*
Ⅱ．精神科薬物に関する項目群（10項目）	5.9	2.3	7.4	2.1	3.8***
総合得点	11.6	4.0	13.8	4.3	3.6***

paired-t test：*p＜.05, ***p＜.001

に KIDI 正解率が高くなった項目が，20項目中8項目でみられた。その内訳は，精神症状に関する項目群の「一般的な症状について」「精神症状出現時の対処」「幻覚妄想の原因について」の3項目と，精神科薬物に関する項目群の「抗精神病薬の作用について」「副作用（パーキンソン症候群）について」「抗精神病薬の危険性について」「睡眠剤の副作用について」「服薬を継続することの重要性について」の5項目であった（表3-1参照）。

　そこで，質問項目を精神症状に関する項目群10項目と精神科薬物に関する項目群10項目の下位尺度に分け，それぞれの総合得点を介入前後で比較した。

　精神症状に関する項目群の総得点は，介入前2～10点，平均5.7（SD＝2.4）点，介入後2～10点，平均6.4（SD＝2.6）点であった。検定の結果，介入後が介入前よりも有意に高かった（両側検定：$t(30)=2.06$, $p<.05$）。

　また，精神科薬物療法に関する項目群の総得点は，介入前0～9点，平均5.9（SD＝2.3）点，介入後3～10点，平均7.4（SD＝2.1）点であった。検定の結果，介入後が介入前よりも有意に高かった（両側検定：$t(30)=3.77$, $p<.001$）（表3-2参照）。

　さらに，グループ学習会に参加した後の精神科薬物療法と精神症状に関する知識の差を調べた結果，精神科薬物療法に関する知識が精神症状に関する知識よりも高かった（両側検定：$t(30)=2.58$, $p<.001$）。

2　グループ学習会が患者の精神症状に及ぼす影響

　グループ学習会に参加した患者の包括的精神症状評価尺度（BPRS）総得点は，介入前25～56点，平均39.1（SD＝7.3）点，介入後19～42点，平均29.3（SD

=7.5)点であった。

　グループ学習会が患者の精神症状に与えた影響を検討するために，対応のある t 検定を用いた。結果，BPRS 平均得点の変化は，介入後が介入前よりも有意に低かった（両側検定：$t(30)=7.55$, $p<.001$）（図 3-8 参照）。また，BPRS 評価項目の平均得点の変化を調べると，最も低下した質問項目が「猜疑心」であった。そこで，質問項目を言葉に関する項目群 13 項目と行動に関する項目群 5 項目の下位尺度に分け，それぞれの総合得点を介入前後で比較した（表 3-3 参照）。

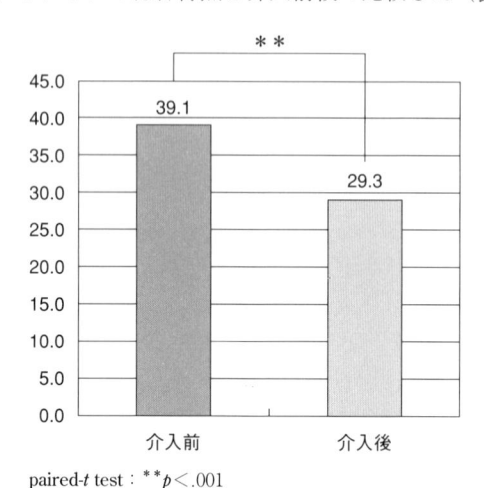

paired-t test：$**p<.001$
図 3-8　BPRS 平均総得点の変化

　結果，行動に関する項目群の総得点は，介入前 6〜19 点，平均 12.1（$SD=3.6$）点，介入後 5〜16 点，平均 9.5（$SD=3.5$）点であった。検定の結果，介入後が介入前よりも有意に低かった（両側検定：$t(30)=3.74$, $p<.001$）。

　さらに，言葉に関する項目群の総得点は，介入前 18〜38 点，平均 27.0（$SD=5.9$）点，介入後 14〜34 点，平均 19.8（$SD=5.4$）点であった。検定の結果，介入後が介入前よりも有意に低かった（両側検定：$t(30)=8.50$, $p<.001$）（表 3-4 参照）。

　そこで，グループ学習会に参加した後の精神症状のうち，言葉と行動に関する側面の差を調べた結果，言葉よりも行動に関する側面に関する精神症状の方が低かった（両側検定：$t(30)=11.21$, $p<.001$）。

表 3-3 BPRS の評価項目への平均得点の変化

質問番号	質問項目	前→後（後−前点）
Ⅰ．行動に関する項目群（5項目）		
3	接触性減退	3.0 → 2.3 点（−0.7 点）
6	緊張	2.3 → 1.6 点（−0.7 点）
7	奇異的な行動・姿勢と身構え	2.9 → 2.5 点（−0.5 点）
13	運動減退	2.0 → 1.5 点（−0.5 点）
14	非協力性	1.9 → 1.6 点（−0.3 点）
Ⅱ．言葉に関する項目群（13項目）		
1	身体的関心	2.4 → 1.7 点（−0.7 点）
2	不安	2.7 → 2.0 点（−0.7 点）
4	思考の解体	2.5 → 2.3 点（−0.3 点）
5	罪悪感	1.5 → 1.2 点（−0.2 点）
8	誇大性	1.5 → 1.3 点（−0.2 点）
9	抑うつ気分	2.0 → 1.3 点（−0.7 点）
10	敵意	1.8 → 1.2 点（−0.2 点）
11	猜疑心	3.3 → 1.5 点（−1.8 点）
12	幻覚体験	2.5 → 1.6 点（−0.8 点）
15	異常な思考内容	3.1 → 2.3 点（−0.8 点）
16	感情鈍磨	1.5 → 1.2 点（−0.4 点）
17	興奮	1.1 → 1.1 点（−0.0 点）
18	失見当識	1.1 → 1.0 点（−0.1 点）

表 3-4 BPRS 下位尺度の平均得点の変化

	事前 平均	SD	事後 平均	SD	t 値
Ⅰ．行動に関する項目群（5項目）	12.1	3.6	9.5	3.5	3.7***
Ⅱ．言葉に関する項目群（13項目）	27.0	5.9	19.8	5.4	8.5***
総合得点	39.1	7.3	29.3	7.5	7.6***

paired-t test：***p<.001

3 │ 患者の服薬および病気の知識と精神症状との関係

　患者の服薬および病気に関する知識の指標になるKIDIと精神症状の指標になるBPRSの総得点との間の関係性を調べるためにピアソンの相関係数を調べた結果，両者の間には有意な負の相関（$r=-.55$, $p<.01$）を示し，精神症状が軽度である者ほど知識度が高くなるという結果を得た。

4 │「服薬と病気の知識」および「精神症状」に影響する要因の分析

　介入前のKIDI平均得点は$11.6±4.0$点，BPRS平均得点は$39.1±7.3$点であり，介入後はそれぞれ$13.8±4.3$点，$29.3±7.5$点であった。

　また，検定にあたりカテゴリー変数については，男性を「1」，女性を「0」とし，有無を問う質問項目では，ありを「1」，なしを「0」とするダミー変数を用いた。なお，項目名の前に付けている（前）および〈後〉の印は，（前）が介入前，〈後〉が介入後に収集したデータであることを示している。

　「服薬と病気の知識」および「精神症状」に影響を与える要因を知るために，それぞれに影響を与えるであろうと考えられた変数を選択して独立変数として投入する重回帰分析を行った。

　まず，介入後の服薬と病気の知識に影響を与える要因を知るために，介入前の人口統計学的データのうち「年齢」「性別」「学歴」「職業の有無」「婚姻状況」の5項目，臨床的データのうち「発症年齢」「内服治療経験の有無」「（前）KIDI総得点」「〈後〉BPRS総得点」の4項目，そして，質的分析によって生成された概念のうち「（前）【薬に対する疑念と恐怖】」「（前）【医療者・家族への信頼】」「（前）【普通の生活ができる病気】」「（前）【病気を持ちながら生きる】」「（前）【服薬しながら普通の生活を維持・守る】」「（前）【普通の生活に戻れない病気】」「（前）【不十分な一般的・形式的説明】」の7項目，合計16項目を独立変数とし，介入後の「KIDI総得点」を従属変数として強制投入法による重回帰分析を行った（表3-5参照）。

　結果，介入後の「KIDI総得点」に影響力をもつ要因は，人口統計学的データの「年齢」（標準偏回帰係数，以下，$β=-.331$, $p=.005$），「婚姻状況」（$β=.222$, $p=.048$）の2項目，臨床的データの「〈後〉BPRS総得点」（$β=-.595$, $p<.001$），「発症年齢」（$β=-.486$, $p<.001$），「（前）KIDI総得点」（$β=.351$, $p=.001$），

Ⅶ．結　果　141

表 3-5　介入後の服薬と病気の知識（KIDI）を従属変数とした重回帰分析

	標準偏回帰係数（b）	t値	有意確率（p）	調整済み重決定係数（R^2）	F値	有意確率（p）
				0.898	17.496	<0.001
人口統計学的データ						
年齢	−0.331	−3.340	0.005			
性別	−0.157	−2.000	0.065			
学歴（年数）	−0.074	−0.971	0.348			
職業の有無	−0.147	−1.623	0.127			
既婚1・未婚0	0.222	2.162	0.048			
臨床的データ						
発症年齢	−0.486	−4.506	<0.001			
服薬中断有無	0.192	2.582	0.022			
（前）KIDI総得点	0.351	3.958	0.001			
〈後〉BPRS総得点	−0.595	−6.523	<0.001			
質的分析結果の変数						
（前）【薬に対する疑念と恐怖】	−0.202	−2.193	0.046			
（前）【医療者・家族への信頼】	0.238	3.252	0.006			
（前）【普通の生活が出来る病気】	−0.150	−1.105	0.288			
（前）【病気をもちながら生きる】	0.392	3.178	0.007			
（前）【服薬しながら普通の生活を維持・守る】	−0.063	−0.812	0.430			
（前）【普通の生活に戻れない病気】	0.100	0.865	0.402			
（前）【不十分な一般的・形式的説明】	0.039	0.466	0.649			

▶強制投入法による

「服薬中断経験の有無」（$\beta=.192$, $p=.022$）の4項目，質的分析結果の「（前）【医療者・家族への信頼】」（$\beta=.238$, $p=.006$），「（前）【病気をもちながら生きる】」（$\beta=.392$, $p=.007$），「（前）【薬に対する疑念と恐怖】」（$\beta=-.202$, $p=.046$）の3項目，合計9項目であることがわかった（調整済み重決定係数 $R^2=.898$）。

一方，介入後の精神症状に影響を与える要因を知るために，介入前の臨床的データのうち「（前）KIDI総得点」「〈後〉KIDI総得点」「（前）BPRS総得点」「服薬中断経験の有無」「内服治療経験の有無」の5項目と，質的分析によって生成された概念のうち「（前）【悲観と楽観の彷徨】」「（前）【薬に対する信頼】」「（前）【病気をもちながら生きる】」「（前）【医療者・家族への不信】」「（前）【誇りを傷つけられる】」の5項目，合計10項目を独立変数とし，介入後の「BPRS総得点」を従属変数として強制投入法による重回帰分析を行った（表3-6参照）。

結果，介入後の「BPRS総得点」に影響力をもつ要因は，臨床的データの

表 3-6　介入後の精神症状 (BPRS) を従属変数とした重回帰分析

	標準偏回帰係数 (β)	t 値	有意確率 (p)	調整済み重決定係数 (R^2)	F 値	有意確率 (p)
				0.623	5.949	<0.001
臨床的データ						
(前) KIDI 総得点	0.483	2.924	0.008			
〈後〉KIDI 総得点	−0.516	−3.088	0.006			
(前) BPRS 総得点	0.579	4.281	<0.001			
服薬中断有無	0.326	2.045	0.054			
治療経験有無	−0.321	−1.608	0.124			
質的分析結果の変数						
(前)【悲観と楽観の彷徨】	−0.436	−2.339	0.030			
(前)【薬に対する信頼】	−0.406	−2.498	0.021			
(前)【病気をもちながら生きる】	0.202	1.613	0.123			
(前)【医療者・家族への不信】	−0.404	−2.626	0.016			
(前)【誇りを傷つけられる】	−0.200	−1.549	0.137			

▶強制投入法による

「(前) BPRS 総得点」(標準偏回帰係数，以下，$\beta = .579$，$p < .001$)，「〈後〉KIDI 総得点」($\beta = -.516$，$p = .006$)，「(前) KIDI 総得点」($\beta = .483$，$p = .008$) の 3 項目，質的分析結果の「(前)【悲観と楽観の彷徨】」($\beta = -.436$，$p = .030$)，「(前)【薬に対する信頼】」($\beta = -.406$，$p = .021$)，「(前)【医療者・家族への不信】」($\beta = -.404$，$p = .016$) の 3 項目，合計 6 項目であることがわかった (調整済み重決定係数 $R^2 = .623$)。

Ⅷ. 考　察

　本項では，開発した看護師版心理教育プログラムが，精神科急性期治療病棟に入院中の統合失調症患者の服薬と病気の受け止めにどのような影響を与えたかを，理論前提であるシンボリック相互作用論に基づいて考察する。

　まず，質的分析によって生成された概念のうち，重要カテゴリーとして位置づけられた【誇りを傷つけられる】【説明の納得的理解と体験の融合】，そして【悲観と楽観の彷徨】に着目して考察し，その後，量的分析の結果を踏まえて，開発したプログラムの有用性について考察する。

　なお，ここでも看護師版心理教育プログラムという表現を使用せず，実際の場面で患者と共に使用してきた「グループ学習会」に置き換えて述べる。

A　全体の考察

　グループ学習会に参加した統合失調症患者の『服薬と病気の受け止めの過程』は，楽観の方向へと一定方向に変化するものではなく，時には悲観の方向へと後ろ向きに変化していた。これが，【悲観と楽観の彷徨】といえるものであり，グループ学習会に参加した患者の『服薬と病気の受け止めの過程』の中軸を貫くものであった。

　本項では，Blumer, H.（1969, p 14）が述べた，人間が直面する状況や周囲の様子の構成を表示するためには，「世界」という言葉を用いることが適切であり，また，人々の行為の意味を理解するためには，人々の対象の世界を特定化することが必要であるという考えに基づき，納得しないままに始まる治療を受けるとはいかなるものか，そして，病気や治療に関わる認識を変化させる情報とはいかなるものか，という2つの論点について，生成された重要カテゴリーである【誇りを傷つけられる】【説明の納得的理解と体験の融合】【悲観と楽観の彷徨】に着目して考察する。

1 納得しないままに始まる治療を受けるとはいかなるものか

【誇りを傷つけられる】とは

　【誇りを傷つけられる】は，患者が精神疾患をもちながら社会の一員として生きることの困難さを意味する感受概念である。

　インタビューに協力した患者の多くは，自らの気持ちを表現する際に「普通」という言葉を用いていた。この「普通」という言葉を用いる患者は，現在の自分が「普通ではない」扱いを受けていることの辛さを語った。シンボリック相互作用論の立場では，意味を人々の相互作用の過程で生じたものと捉え，個人にとってのものごとの意味は，他者がその個人に対して行為する様式の中から生じる社会的な産物である（Blumer, H., 1969, p 5）と考えられている。

　そこで，患者によって語られることの多い「普通」という言葉に込められた意味を解釈するために，「行為者の見地」を取ることによって解釈する。

　精神疾患患者が「普通」という言葉を多用する背景には，発病前の患者自身が抱いていた精神疾患または精神疾患患者に対する否定的な認識，そして発病後の患者が実際に経験してきたものごと，すなわち，他者との相互作用が関与していると考えられる。とりわけ，発病後の患者が経験したものごととは，精神疾患患者は自らの意思とは異なっても通院または入院させられる場合があること，そのうえ精神科の薬を飲まされること，また，自分を取り巻く身近な人々や社会全体から敬遠されること，さらには雇用の機会が平等に与えられないことなどに代表される社会化された不遇を指していた。しかし，全ての患者が，このようなものごとの全てを経験してきた訳ではなく，他者からの情報によって形成した認識とも考えられる。このような患者の経験や形成された認識は，「一般化された他者」の態度を内面化した患者の客我（me）に位置づくものであり，それに対して，主我（I）は，社会の中で精神疾患患者が差別を受けることへの疑義をただすように客我（me）へと感応する。すなわち，患者は自己との相互作用を繰り返すことによって，自我を構成すると考えられる。このようにして構成された自我をもつ患者は，精神疾患を患うことが尋常ではない扱いを受けること，つまり，普通ではない扱いを受けることにより【誇りを傷つけられる】と認識するものと解釈出来る。

　この【誇りを傷つけられる】という患者の認識は，現在のみならず過去の生きられた経験によって形成されたものであり，患者が精神疾患を患うことについて

語る際に用いた「普通の病気と違う」という言葉に象徴される。

発病前の患者が認識する精神疾患は，〈別世界の病気〉であり，自分とは無縁の病気であったほか，一度患うと以前の生活に戻ることを困難にする程に厄介な病気でしかなかった。これは，内野ら（2003）が，精神疾患の中でも統合失調症においては，一般，医療関係者，精神医療関係者，そして当事者の全てに強いスティグマや偏見が存在すると指摘した報告を支持するものであり，精神疾患に対する社会的スティグマの大きさを物語っているといえよう。それゆえに，患者は自らが精神疾患であると診断されることに対して，【普通の生活に戻れない病気】だと解釈して悲観し，激しく抵抗を示すのだという解釈が成り立つ。

精神医療における薬物療法を主とした治療は，その内容を患者が納得するか否かとは無関係に，医療者と家族の合意で進められる場合があり，その時，患者には服薬することが義務づけられる。これに対して多くの患者は，【薬に対する疑念と恐怖】を抱き，主治医をはじめとする医療者へ自らの気持ちを懸命に伝えるのである。ここに，患者が医療者による表示の意味を解釈し，それに基づいて行為するという文脈が成り立つ。けれども，患者は，自己との相互作用を通して，自分の気持ちが伝わらない，わかってもらえないと認識した場合に，自らの判断で服薬を中断するという行為をとるものと解釈出来る。この服薬を中断するという行為は，逃避，拒否と受け取ると消極的な行為でしかないが，自分自身を誇りに思い，他者から傷つけられないように保護する行為という意味では積極的かつ主体的な行為だということが出来る。

また，多くの患者は，自分の気持ちが伝わらない，わかってもらえないと認識しながらも服薬していた。とりわけ，入院治療を受ける患者の場合は，医療という管理の下に身を置くが故に，医療者こそが絶対的な権威を握った他者になり得るのである。したがって，薬物療法を受ける患者の主我（I）は，権威を握った他者に従わなければ退院できないと認識する客我（me）に抵抗し，社会一般の認識を修正し変化させるための行為として，患者は服薬を中断あるいは拒否するものと考えられる。

ところが，自分の意に反して半ば強制的に薬物療法を受ける患者は，客我（me）が主我（I）よりも優勢である場合に，自らが服薬する行為を〈断念服薬〉〈自己犠牲的服薬〉〈従順服薬〉と意味づけることになる。とはいえ，患者の主我（I）は，常にその独自性を発揮し，客我（me）を変化させようと働きかける。しかし，主我（I）の力が十分でない場合，患者は，さらに【誇りを傷つけられ

る】ことがないように，自らを懸命に防護するものと考えられる。

　このように，医療者の指示に従って服薬する患者は，もう一方で，家族からの要望を受けていた。したがって，「飲まなければ入院させられる」と解釈した通院中の患者は，入院を回避するための服薬，入院中であれば早期に退院するための服薬だと意味づけ，一見，社会に適応しているかのように行為する。しかし，この時でさえ，患者は自らがこれ以上【誇りを傷つけられる】経験をしないために，一般化された他者をそのまま取り入れたところの客我（me）に対して，独自性そのものの主我（I）が動的に，そして，積極的に働きかけていると考えられる。これが，第三者には，患者が医療者や家族の説明に納得している，または，説明を理解できるようになったと映る患者の行為だといえよう。

　このように，常に患者は，自分自身が遭遇する出来事を解釈し，今または今後の自分を考慮して，自分のとるべき行為を主体的に選択しているのである。この行為こそが，Blumer, H.（1969, p 18）のいう，行為する生命体の行為は自分が気づいたものごとを対象として意味を付与し，人間はその意味を自分の行為を方向づけるために用いることだといえよう。

　前述したように，患者は幾重にも気持ちを抑制し服薬しているにもかかわらず，服薬の効果が感じられないばかりか，副作用の辛さを経験することになると，〈薬なんて役に立たない〉と意味づけることになる。その結果，患者は，自分のことをわかってくれようとしない他者を警戒し，自分を守る手段として服薬を拒否する行為をとるものと考えられる。このような，薬物療法に伴う副作用が患者の服薬アドヒアランスまたはコンプライアンスに及ぼす悪影響については，既存の文献（Hogeら，1990; Gaebel, 1997; Motlova, 2000）からも明らかである。

　患者が服薬を拒否する現象は，医療者の視点に立つと「拒薬」，「拒絶」あるいは「拒否」に該当するが，当事者の視点からはどのような解釈が成り立つであろうか。

　患者が，自分は精神疾患ではないと捉えている場合，服用している薬が効かないのは当然であり，薬が効かないということは病気ではないという解釈が成り立ち，患者は服薬と病気の受け止めからますます遠ざかると考えられる。そして，服薬することによって病気にさせられると解釈する患者は，ますます【誇りを傷つけられる】と認識することになる。このような患者の行為は，医療者や家族に気持ちを理解してもらえない，受け容れてもらえないという苦しみの渦中で意味づけられると考えられる。

ところが，このように患者が反応すると，医療者や家族は，患者に服薬を強要したり説得に走るため，患者は【医療者・家族への不信】を抱き，ますます【誇りを傷つけられる】と認識するという悪循環に陥る。このように，患者の拒否的な行為は，医療者や家族の表示を否定的に意味づけた場合に現れ，その結果，『服薬と病気の受け止め』からますます遠ざかることになると考えられる。

　Blumer, H.（1969, p 18）は，人間は自分が気づいたものごとを対象として意味を付与し，その意味を自分の行為の方向づけに使用するという。したがって，患者が主治医に意見したり服薬を中断する行為は，自らが服用している薬を役に立たないものと意味づけた場合に生じる，薬や医療者に対する恐怖心の表れであり，患者が自らを守ろうとする主体的な行為そのものだと考えられるのである。

精神疾患患者と身体疾患患者の病気の受け止めの相違

　グループ学習会に参加する前の統合失調症患者は，自らの病気が精神疾患であることから【普通の生活に戻れない病気】だと捉え，また，精神科で用いられる【薬に対する疑念と恐怖】を抱いていた。しかし，患者は，自らが病気であることや治療を受けなければならないことが了解できず，医療者からの説明やそれを支持する家族の説明を【不十分な一般的・形式的説明】と捉えて，【医療者・家族への不信】を募らせ，【誇りを傷つけられる】と認識していた。そこで，精神疾患患者の【誇りを傷つけられる】という病気の受け止めに着目し，身体疾患患者の病気の受け止めと比較検討する。ここでは，身体疾患のうち，わが国の死因順位第一位を占め，人々の心身を脅かす悪性新生物（以下，がん）に着目する。

　がんと診断された患者の心理プロセスは，さまざまな理論家が危機という観点からモデル化しているが，そのプロセスはおおむね共通しており（小島，2004, p 47-49），いずれも衝撃またはショックの段階から始まるところに特徴がある。その一人である Deeken, A.（1996, p 37-78）は，危機を克服するプロセスを12段階からなる悲嘆プロセスに分析し，第一段階が「精神的打撃と麻痺状態」であり，心身のショックによって現実感覚が一時的に麻痺状態に陥ること，すなわち，衝撃であるとし，第二段階に「否認」を挙げている。ところが，本研究の対象者である統合失調症患者の場合は，危機モデルの第一段階に位置づく衝撃やショックよりも，第二段階に位置づく否認に該当する認識，すなわち【薬に対する疑念と恐怖】に代表されるように，病気ではない自分が薬を半ば強制的に服用させられるという否定的な認識が先行していた。これについては，「危機は4週間から

6週間以上は続かず，何らかの結末を迎える」（小島，2004，p7）と捉えるならば，本研究の対象者の場合，グループ学習会に参加前の入院期間が平均49日間であったことから，仮に患者が衝撃やショックを経験していたとしても，既に沈静化の時期を迎えていたと考えられる。

　一方，患者は，精神科で治療を受けること自体に【誇りを傷つけられる】と認識していた。これは，患者自身が精神疾患そのものに対して，〈厄介な病気〉〈別世界の病気〉だと否定的に認識しているからであろう。おそらく，健康であった時の患者は，精神疾患が誰にでも罹り得る病気，身近な病気だと考えもしなかったため，精神疾患という病気を受け容れられない心理反応，すなわち，否認が，衝撃やショックに先行するのではないかと考える。また，否認のように患者の防衛的な心理反応の裏には，精神疾患そのものが社会から受け容れられない病気だとする認識が潜在しているからであろうと考えられる。

　がん患者の心理にまつわるわが国の看護系論文には，がん患者に告知後の精神的状況の変化を調査し，ショックの程度は告知時よりも告知2～3日後に最高となるが，告知による精神的ショックから立ち直る割合は1～2カ月後が最多であることを報告したもの（小澤ら，2004），また，C型肝炎由来のがん患者の心理と療養行動に関する記述的研究によると，患者はがんを発症するまでの間，生命やがんの発症に対する不安と恐怖を経験するが，がんの発症を知った時は，驚きや悪化の恐怖を経験することを報告したもの（平松ら，2005），さらに，造血細胞移植を受けた患者の体験世界を記述した研究によると，患者は検査入院を勧められただけで涙が止まらないほどに泣いたと語るが，その治療過程で受けたインターフェロンの副作用により精神症状が出現し，精神科病棟に入院した時は，「抜け殻みたいな感じ」「私はそんなんじゃないの……」という気持ちを経験することを報告したもの（松田ら，2004）がある。

　これらの論文の共通性は，がんの告知を受けることはもちろんのこと，身体疾患の検査目的で入院を勧められることでさえ，患者は衝撃またはショックを経験するということである。しかし，精神科病棟への入院経験を有する患者の場合は，衝撃やショックの段階を飛び越えて，否認を経験するところに特徴がある。このように，罹患する病気が身体疾患であるか，精神疾患であるかによって，患者の病気の受け止めは著しく異なるようである。少なくとも，これらの事例によると，患者が衝撃の段階を経験するか否かは，生死に関わる病気であるか否かとの関係が深いように思われる。勿論，統合失調症を患って，たとえば閉鎖病棟なり，隔

離室なりに「封じ込められる」体験もまた本来は衝撃的である。ただし，統合失調症に特有な自己の疾患への気づきの乏しさ，いわゆる病識欠如があるがゆえ，疾病の罹患そのものからくる衝撃はそれほど強くないのかもしれない。ただ統合失調症にしばしば認められる精神病後抑うつ（post-psychotic depression）の存在や，自殺率の高さなどを考えると，長期的には，統合失調症であることを認めそれを受容する過程は，がんなどの重篤な身体疾患と同様の，あるいはそれ以上の困難があると容易に想像できる。その困難さには，精神疾患を患うことで信頼を社会から剥奪されるという社会的スティグマを受けること，あるいは，社会的スティグマを受ける存在であると自覚せざるを得ないという患者にとって耐え難い事実もまた内包している。

2 病気や治療に関わる認識を変化させる情報とはいかなるものか

【説明の納得的理解と体験の融合】とは

　グループ学習会に参加する前の患者は，医療者のみならず家族からでさえも守られない世界に生き，【誇りを傷つけられる】と認識していたが，参加した後には，【説明の納得的理解と体験の融合】を経験していた。この【説明の納得的理解と体験の融合】は，グループ学習会で提供される情報を通して患者が経験するものであり，『服薬と病気の受け止めの過程』において欠くことの出来ない原動力になり得るものだと考えられた。

　それでは，患者に【説明の納得的理解と体験の融合】を促す情報とは，一体いかなるものであろうか。

　それを端的に述べるならば，患者が"自らの体験と照合して繋ぎ合わすことが出来る知識"といえるであろう。また，その情報は，患者が服薬と病気に関する専門的な知識を，正確に受信することや暗記することを目指して提供されるものではないともいえよう。

　実際に医療者は，患者が病気や服薬に関する専門的な知識を獲得すれば，治療を継続するかのように捉え，服薬や退院に向けた患者指導あるいは患者教育を行ってきた。しかし，これらは医療者から患者への一方向の情報提供に終りやすいものである。それに対して，グループ学習会は，患者が自分自身に起きている変化を，自分なりに理解することを助けるものだといえよう。

　患者が主体的に治療に参加するためには，自分の病気を受け止めることが望ま

れる。また，患者が病気を受け止めるには，病気によって引き起こされる症状と自らが経験する症状を一致させられなければならない。なぜならば，患者の中には，精神疾患にかかっているという実感がもてない者がおり，これによって服薬することの必要性が理解できなくなるからである。

　患者は，病気や治療にかかわる説明が理解できないわけではなく，実際は【不十分な一般的・形式的説明】を受けているがために，自らの状況を理解しようがないのではなかろうか。反対に，患者が医療者に対して，拒否的な態度をとり続けるということは，医療者による説明がその患者にとって【不十分な一般的・形式的説明】に留まっていると理解することが出来る。その結果，患者は，自分が病気であることや服薬しなければならない状況であること，そして，入院治療が必要な状態であることを受け容れられず，医療者のみならず家族までもが自分の敵だと解釈し敬遠することになると考えられる。つまり，このような患者の行為は，患者が求める情報を医療者が十分に提供していないことの現れだと考えられる。それは，精神疾患患者本人を対象とした教育的援助に関するニーズ調査（Chien ら，2001；條谷ら，2004）の結果からも推察することが出来る。

　グループ学習会に参加する前の患者は，【誇りを傷つけられる】自分を守ることに懸命になり，自らの状態を冷静に把握できないでいるのではなかろうか。すなわち，この時期の患者は，心を閉ざしているために周囲を見渡すことが出来ず，自らに現れている精神症状の輪郭を認識できずにいると考えられる。

　しかし，患者にとってのグループ学習会は，心を開き周囲を安心して見渡せる機会を提供するため，服薬や病気についての情報を受けた患者が自らの経験と照合したり，他者との経験の一致点や相違点を見つけることにより，自らが病気であることに気づく機会になるものと考えられる。また，同様の疾患を患う患者と共に学習することは，他者による生きた体験を通して一致点と相違点を知るに留まらず，同様の苦しみを経験している他者との出会いを通して，苦しんでいるのは自分だけではないと理解し，患者は【孤独感の軽減】を主体的に図るものと考えられる。

　つまり，グループ学習会は，それに参加する者同士の身振りの会話が発生する場，すなわち，シンボルを用いた相互作用が成立する場だといえる。なぜならば，シンボリック相互作用論では，グループに参加する人々が，さまざまな状況に直面することによって，お互いの行為を表示し合い，お互いの表示を解釈していく一つの過程（Blumer, H., 1969, p 66）だとみなせるからである。

このように，グループ学習会に参加する患者は，同様の病気をもつ他者による語りの中に，これまでの自分が医療者や家族の行為に対して，無理やり薬を飲まされる，無理やり入院させられていると意味づけし，【誇りを傷つけられる】と認識してきたことを内省する。この内省過程を通して，患者は，諸々の治療が現在の自分にとって必要なものであるという意味を付与するのであろう。ここに，Mead, G. H. が，「個人が自分自身に対して表示を行うこと，つまりものごとに気づき，自分の行為にのっとってそれらの意味を決定する」(Blumer, H., 1969, p 79-81)と述べた「内省過程」を見ることが出来る。

　【説明の納得的理解と体験の融合】をもたらす情報は，患者が自分の状況を理解することや，適切に表現することが困難な経験の言語化を助けるものだといえよう。統合失調症患者は，各々が独自の経験とそれに伴う苦しみを経験しているが，その経験の内容を言語化して他者に伝えることにさらなる苦しみを経験していると考えられる。このような患者の苦しみが，グループ学習会を通して紐解けたとき，患者は，自らが受けた説明の内容と経験とが繋がる感覚を得るのではないかと考えられる。換言すれば，一般論をそのまま受け止める客我 (me) に，主我 (I) が自己の経験や価値観を照らして相互作用する過程で両者が調和する状態，それが，本研究を通して生成された概念【説明の納得的理解と体験の融合】だと考えられるのである。

　ところが，患者の中には，健康な人も自分と同様の経験をしているものだと認識し，それを訂正出来なくなる場合がある。このような患者を医療者は，「病識の欠如」と捉えるのであるが，患者の視点に立つと，それは「自然」であり，「普通」でもあり，「当たり前」なのである。このように認識する患者にとっての入院は，他者によって入院させられる辛い経験に他ならない。そして，患者は，誰も自分のことをわかってくれないという思いを募らせ，【誇りを傷つけられる】という認識を強めることになると考える。

　グループ学習会では，患者がセッション運営者から知識を詰め込もうとされたり，認識を矯正しようとされることなく，常に，患者の視点に立った説明を受けることが出来る他，参加する他の患者の経験を直接聞くことが可能である。したがって，患者は，自らの力で他の患者の経験の意味を解釈し，自らの認識を主体的に改めることが可能になるであろう。

　このように，患者が自らの認識を改める過程においては，「他者がその個人に対して行為する，その行為の様式の中から生じてくる」(Blumer, H., 1969, p 5)

というものごとの意味を、どのように位置づけ価値づけるのかによって、【説明の納得的理解と体験の融合】の質が変わるといえよう。

しかし、医療者は、このような患者の主体性に注目するどころか、統合失調症患者は自我境界が不明瞭であるがゆえに拒否や混乱を引き起こすとし、あえて【不十分な一般的・形式的説明】に留めようとしているのではなかろうか。これは、Blumer, H.（1969, p 67）が「相互作用の中の人々は、自分が他者の行為の中で直面するものごとにてらして、自分の行為に方向を与え、検討し、ねじまげ、変形させるのだということが、無視されているのである」と指摘したように、未だ精神疾患患者の主体性は、医療者によって無視または忘却されていると言わざるを得ない。

したがって、患者の日常に深く関与する看護師は、自我が脆弱な統合失調症患者の特性を踏まえたうえで、積極的に患者が、Mead, G. H. の言うところの主我（I）と客我（me）の間の相互作用を経験出来るように支援する必要がある。その支援の一つがグループ学習会だと考えられる。グループ学習会の中で医療者が、患者と真正面から向き合い、患者の病気や治療に関わる情報を提供し、患者の苦しみを心理的に支えるならば、多くの患者は、医療者に対して拒否的な態度をとり続けることなく、【説明の納得的理解と体験の融合】に至る可能性があると考える。

【悲観と楽観の彷徨】とは

グループ学習会に参加した患者の『服薬と病気の受け止めの過程』は、【悲観と楽観の彷徨】と解釈された。これは、患者が【説明の納得的理解と体験の融合】を図ること、つまり知性化されることによって、ものごとが自分にもつ意味を解釈し、その過程で悲観したり楽観したりすることを意味する感受概念である。

それでは、統合失調症患者に悲観させるようなグループ学習会とはいかなるものか。また、グループ学習会に参加した統合失調症患者が経験する悲観を、どのように捉えればよいであろうか。

患者が経験する悲観は、当事者の視点から捉えると、【服薬しながら普通の生活を維持・守る】ことが出来るのか、【病気をもちながら生きる】ことが出来るのかなどと心配になることであるが、このような不安は、患者自身が服薬しなければならない自己や、病気である自己と真剣に向き合っているからこそ現れるものだと考えられる。

Ⅷ. 考　察

　しかし，患者が経験する悲観を医療者の視点で捉えると，それは患者を戸惑わせ不安にさせることに過ぎず，結果，患者に負担を与えるに他ならないとの見方が成り立つであろう。そして，医療者は，患者への負担や不安を与えないことこそが大切だと捉え，患者の安全を守るという名目で過保護なまでに保護するのであろう。けれども，グループ学習会を通して患者が経験する不安，すなわち悲観は，患者が現実を直視するからこそ現れるものだと考えられる。

　臨床看護において，不安という言葉の概念は，否定的な意味で捉えられることが極めて多い。しかし，不安には，その度合いが適度であれば，人間の思考や想像活動を動機づける肯定的な特性がある（生月, 1996, p 77, 78) といわれている。したがって，入院中の患者が不安や悲観を経験し，それを克服する過程は，精神疾患患者がスティグマの社会で主体的に生活するための糸口を見つけ出す重要な経験になり得るものと思われる。

　Blumer, H. (1969, p 126) が，「重要なのは，傾向性でも態度でもない。行為が形成される過程，個人が自分の行為を形成していく定義の過程こそが重要なのである」と述べているように，グループ学習会に参加した患者が経験する【悲観と楽観の彷徨】は，患者が自己との相互作用を通して，自分の置かれた状況を理解し，それに意味を付与する過程で重要な経験だと考えられるのである。

　このように，患者が【悲観と楽観の彷徨】を経験すること，すなわち心を揺さ振られる経験をすることは，患者の思考がある一時点に留まることを防ぎ，患者が自分の置かれた位置から世界を見つめ，自分にとっての状況の意味を見出し行為することそのものだと考えられる。すなわち，グループ学習会に参加する患者は，他の患者やそれを運営する者による表示を受けて，その意味を考える機会，つまり解釈する機会を与えられるといえる。この経験を通して，時に患者は，ものごとを良く考えたり，悪く考えたりすることを繰り返し，自分にとっての服薬や病気そのものを意味づけるのではなかろうか。したがって，この【悲観と楽観の彷徨】は，患者に悪影響を及ぼすというよりも，むしろ患者が主体的に生きるために必要な過程であると考えられるのである。

　以上のことから，精神医療を担う看護師には，病気やその治療に関する情報を得た患者が必ず前進すること，あるいは，前進する力を持ち合わせていることを信じる姿勢が必要だと考える。さらに，その過程で彷徨する患者を心理的にサポートする力量が求められると考える。

3 グループ学習会が患者の服薬と病気の知識ならびに精神症状に及ぼす影響

　本研究では，グループ学習会が患者の『服薬と病気の受け止め』に，どのような影響を与えたかを主に質的に分析した。その結果，グループ学習会は，【誇りを傷つけられる】と感じて頑なに心を閉ざしていた統合失調症患者に【説明の納得的理解と体験の融合】をもたらし，患者に【悲観と楽観の彷徨】を経験させていることが明確になった。

　ここでは，補足的に測定した量的記述の結果を踏まえながら，グループ学習会が患者の服薬と病気の知識ならびに精神症状にどのような影響を与えたかを考察する。

服薬と病気の知識に及ぼす影響はいかなるものか

　グループ学習会に参加した患者は，【説明の納得的理解と体験の融合】を経験していた。そして，患者は納得出来る知識を獲得することによって，自らが精神疾患に罹患している事実や薬物療法を受けなければならない事実を否定的に捉えることなく，むしろ自らの状況と向き合い【服薬しながら普通の生活を維持・守る】こと，そして【病気をもちながら生きる】ことを考えるまでに変化した。患者がこのような変化を遂げたのは，グループ学習会の中で提供された情報を獲得しようと取り組んだ患者の主体性によると考えられた。

　量的に測定した疾病薬物知識度調査（KIDI）によると，患者の服薬および病気に関する知識は，グループ学習会に参加する前よりも後の方が有意に高くなるという結果を得た。これと同様の結果は，国内外の既存の文献（連理，1995；鈴木ら，1996；池淵ら，1998；Ascher-Svanum ら，2001；羽山ら，2002）でも報告されている。このように，患者はグループ学習会に参加することにより，服薬と病気の知識が高くなることを示した量的分析の結果と，服薬および病気を受け容れる方向へと前向きに変化することを示した質的分析の結果は一致するものと考える。すなわち，患者が服薬と病気の知識を獲得することと，『服薬と病気の受け止めの過程』とは，密接に関係しているといえる。

　特に，グループ学習会に参加した後に，患者の KIDI 正解率が高くなった項目は，20 項目中 8 項目でみられた。その下位尺度である精神症状に関する項目群では，「精神症状について」，「精神症状が出現した時の対処」，「幻覚妄想の原因について」の正解率が高かった。これらの項目は，患者の主観的な経験や病気に

対する認識と関連する内容であることから、質的に記述した患者の『病気の受け止めの過程』を支持する結果と考えられた。すなわち、精神疾患という病気について、グループ学習会に参加する前の患者は【普通の生活に戻れない病気】と認識していたが、グループ学習会に参加して、自らが経験している症状や病気の正しい知識を獲得することによって、【普通の生活が出来る病気】へ、そして【病気をもちながら生きる】へと気持ちを立て直していくと考えられる。これにより、グループ学習会は、患者に病気を受け止めるための重要な知識を獲得させたといえる。

一方の下位尺度である精神科薬物に関する項目群では、「抗精神病薬の作用について」「副作用（パーキンソン症候群）について」「抗精神病薬の危険性について」、「睡眠剤の副作用について」、「服薬を継続することについて」という5項目で正解率が高かった。これらの項目は、患者が薬に対して抱いていた疑念や恐怖と関連する内容であり、質的に記述した『服薬の受け止めの過程』と一致する。すなわち、患者はグループ学習会に参加して、薬に対する正しい知識を獲得することで、【薬に対する疑念と恐怖】を軽減させ、【薬に対する信頼】を抱き、そして【服薬しながら普通の生活を維持・守る】へと気持ちを立て直していたと考えられる。したがって、グループ学習会は、服薬の受け止めを促すための重要な知識を獲得させたといえる。

次に、服薬と病気の知識（KIDI）を従属変数とした重回帰分析の結果、特定された影響力のある9つの要因について考察する。

解析結果を解釈すると、グループ学習会に参加する前に、患者が服薬と病気の知識を多くもっている場合や、過去に服薬を中断した経験がある場合、そして既婚者である場合は、参加後の服薬と病気の知識が全体的に高くなるといえる。しかし、学習会が終了した時点でもなお精神症状が改善していない場合や、患者の年齢および発症年齢が高い場合は、服薬と病気の全体的な知識が向上し難いといえる。このことから、過去に服薬中断の経験を有する患者は、服薬の中断と入院治療を余儀なくされている現在との関係、いわば失敗経験を通して考え始め、服薬と病気に関する情報に関心を寄せるのではないかと考える。また、患者の年齢や発症年齢によると、本グループ学習会は若年層の患者に効果的であると考えられることから、統合失調症患者本人にとっても早期から教育的援助が必要であることが伺える。

さらに、質的分析結果を変数とした際に、参加前の患者が【薬に対する疑念と

恐怖】を抱いている場合は，服薬と病気の知識が獲得され難いが，参加前から【医療者・家族への信頼】を寄せている場合や【病気をもちながら生きる】ことを思考している場合は，それらの知識が高くなると解釈できる。特に，患者が服薬と病気の知識を獲得する過程に【医療者・家族への信頼】が影響していた結果は，精神医療そして精神看護において，患者との信頼関係の形成が非常に重要視される一つの根拠となり得るものと考える。

　本グループ学習会に参加した精神疾患患者に知識の向上がみられた結果からは，それ以前に自らの病気やその治療について詳細を知る機会自体が与えられていなかったのではないかと推察できる。このような患者に対してグループ学習会は，患者に自らの状況を理解する機会を与えたこと，また，【病気をもちながら生きる】ことを考えるための知識を提供したといえようが，患者の知識の向上は何よりも患者自身が，主体的に自らの服薬と病気に関心を示し，理解しようと努力した結果であると考える。

　本研究では，KIDI総得点およびその下位尺度の「精神症状に関する項目群」と「精神科薬物に関する項目群」の平均総得点が，著しく上昇したとは言いにくいが，質問項目の内訳をみると，服薬と病気の受け止めを促すうえで重要な知識を向上させたといえる。

精神症状に及ぼす影響はいかなるものか

　グループ学習会が患者の精神症状に及ぼす影響を明らかにするために，包括的精神症状評価尺度（BPRS）を用いて量的に測定した。その結果，グループ学習会終了直後の患者の精神症状は開始前に比べて改善を示した。このように，心理教育によって患者の精神症状が改善することについては，精神疾患患者本人に対する心理教育単一プログラムの評価研究を行ったDyckら（2000）やShin & Lukens（2002）の結果と一致する。

　しかし，グループ学習会に参加した全ての患者は，精神科薬物療法を受けているという前提がある。したがって，精神症状が軽減した要因には，薬物療法による効果が考えられる。けれども，BPRSの項目の中で最も低下した「猜疑心」に着目すると，グループ学習会が患者の内的側面に影響を与えていることも考えられた。本研究における質的分析結果によると，グループ学習会に参加した患者は，前向きに服薬と病気を受け止め，孤独感を軽減させていた。そして，運営者に対する信頼を置くことによって，【薬に対する疑念と恐怖】や【医療者・家族への

Ⅷ．考　察

不信】を軽減させていた。

　このことから，患者にとってグループ学習会は，【薬に対する疑念と恐怖】を軽減させ，【孤独感の軽減】や【運営者に対する信頼】をもたらし，患者自身を心穏やかにさせるものではないかと考えられた。その結果，グループ学習会に参加した直後のBPRS得点を低下させたと考えられる。

　そこで，精神症状（BPRS）を従属変数とした重回帰分析の結果に目を向けると，グループ学習会に参加した後の患者の精神症状は，参加前の精神症状の影響を直接的に受けるようであるが，グループ学習会に参加することによって服薬と病気の知識を獲得した患者は，精神症状が改善すると考えられた。

　一方，参加前のKIDI総得点が高い場合は，参加後のBPRS得点が高いという解析結果を得た。これは言い換えると，グループ学習会が服薬や病気の知識をもち合わせていない患者に知識の獲得を促し，精神症状を安定させる効果があると解釈できる。これにより，患者は自らの服薬や病気の知識を獲得する過程において，精神症状をも同時に改善していくのではないかと考えられる。また，グループ学習会に参加する前から【悲観と楽観の彷徨】をしたり，【薬に対する信頼】を持っている患者は，参加後の精神症状が改善すると考えられた。さらに，質的分析結果を変数とした解析結果によると，グループ学習会には，【医療者・家族への不信】を抱いている患者の精神症状を安定させる効果があると考えられる。

　グループ学習会に参加した後の患者の服薬と病気の知識度と精神症状との関連性については，負の相関が確認された。このことから，患者は精神症状が改善すれば知識度も高くなるという関係をみることができる。よって患者がグループ学習会に参加することにより，【説明の納得的理解と体験の融合】をすることができれば，それまで抱いていた【薬に対する疑念と恐怖】や【普通の生活に戻れない病気】という認識に伴う不安や恐怖を軽減し，ひいては精神症状の安定を獲得できるのではないかと考える。

　重回帰分析の結果によれば，患者の精神症状の改善には，服薬と病気の知識が影響していることから，本グループ学習会は患者の精神症状を改善させる効果があると考えられる。また，服薬および病気の知識と精神症状については，それぞれの独立変数として関係し合っていることから，これら2つの変数は相補的であると考えられる。このように，グループ学習会は，患者が精神症状を安定させ，正しく知識を獲得するように支援するが，逆に，患者が正しく知識を獲得することによって，精神症状を安定させるという相乗効果も期待出来るのではなかろう

か。

　以上のことから，本グループ学習会は，統合失調症患者の『服薬と病気の受け止めの過程』において，知識を提供するだけでなく精神症状を安定させるうえでも有用であることが示唆された。既に，米国のエキスパートコンセンサスガイドライン（McEvoyら，1999）やWPAによる統合失調症に対する世界的プログラム（2002）には，心理教育が心理社会的治療の一つとして位置づけられているように，本グループ学習会のような精神疾患患者本人に対する心理教育は有用だといえよう。

　本研究は，対照群を置かない介入群のみの結果であるため，グループ学習会が精神症状を改善するためにどの程度有益であるかは不明であるが，少なくとも，本グループ学習会は，参加した患者の精神症状の回復を妨げるものではなかったといえる。

B プログラムの評価

　ここでは，開発した「精神科急性期治療病棟に入院中の統合失調症患者に対する看護師版心理教育プログラム」（以下，グループ学習会と称す）の有用性について検討する。

　本グループ学習会に参加した患者は，質的に分析した結果で示したように，参加前には【誇りを傷つけられる】と感じて頑なに心を閉ざしていたが，参加後は【説明の納得的理解と体験の融合】をし，着実に服薬と病気を受け止めていった。また，このような患者の肯定的な変化については，患者の知識が向上するとともに，精神症状が軽減することを示した量的測定の結果に支持された。

　本プログラムの有用性を検討する論点は，①情報提供の内容，②グループの構造，③運営者の姿勢の3つとし，それぞれについて以下に述べる。

1 情報提供の内容

　グループ学習会は，多くの患者の服薬と病気の知識を向上させ，患者に自らの服薬と病気の理解を促していた。

　本グループ学習会における情報提供の特徴としては，①作成したパンフレット（「健康的な生活を送るためのグループ学習会パンフレット」，巻末資料参照）と，②情報提供の方法の2点を挙げることが出来る。

　まず，作成したパンフレットについて考察する。

　グループ学習会で使用したパンフレットは，患者の視点に立って開発したものであり，服薬や病気についての内容を簡潔かつ明瞭に整理したものである。そして，患者が病気や服薬を通して得る感覚，すなわち患者の主観的経験を重視して，可能な限り言語化したものである。

　また，本グループ学習会では，考案した「コーヒーフィルターモデル」を用いて心の病気を説明し，全ての人間は同じ容量を持っていることを図示したこと，そして，精神疾患にかかりやすい人とかかりにくい人との違いを人間の「個性」の違いに求め，精神疾患は誰にでも罹り得る身近な病気であることを伝えた。

　このような内容で構成した本グループ学習会に参加した患者が，「誰にでもかかる病気だなと思いました」「これから"個性"，"オンリーワン"を目指して頑

張ります」と語ったように，グループ学習会で説明する内容は，患者にとって受け容れやすいものであり，また，服薬と病気の受け止めを支援するものであると考えられる。さらに，患者は全ての人間が同じ容量をもっていると説明されることにより，【誇りを傷つけられる】という気持ちを軽減し，【普通の生活に戻れない病気】から【普通の生活が出来る病気】へ，そして【病気をもちながら生きる】へと気持ちを立て直すことに繋がると考える。本研究によって，このような結果が得られたのは，本グループ学習会が，専門的かつ複雑な服薬や病気の知識の提供を志向せず，患者と同じ視点に立ち理解しやすいことを重視しているからであろうと考える。

　次に，情報提供の方法について考察する。

　本グループ学習会では，毎回のセッションの中で各々の患者が自らの経験を他者と共有するために，話し合いのテーマと時間を設定している。この時間の中で，患者は提供された情報と自分の経験とを連結する作業を行うものと考えられる。また，本グループ学習会に参加した患者の中には，精神疾患を自分流に理解し了解していた者がいたように，患者に必要な情報は必要最小限度の量でよく，最も大切なことは，提供した必要最小限度の情報と患者の経験とを繋ぎ合わせる作業であろうと考える。

　したがって，統合失調症患者に【説明の納得的理解と体験の融合】をもたらし，服薬と病気の受け止めを支援するためには，専門的な情報を多く提供して知識の向上を目指すのではなく，患者自身が自らの経験に照らして了解出来る情報を提供することが重要だと考える。

2 │ グループの構造

　グループ学習会では，参加する患者同士が互いの経験を語り合い，それを共有する。この時，患者は他者との相互作用に留まらず，その過程で自己との相互作用を行い，また自らの経験を振り返るものと考えられる。したがって，グループ学習会に参加する各々の患者は，他者の経験を聞く機会を有し，自分と他者との一致または相違を確認することが出来ると考えられる。

　すなわち，Mead, G. H. に依拠すれば，グループ学習会に参加した患者は，他の患者の経験や運営者から提供された情報を新たに取り込んだ患者の客我（me）と主我（I）が相互作用し，その過程で【悲観と楽観の彷徨】を経験するが，次

第に主我（I）が客我（me）を取り込んでいくことによって服薬と病気を受け止めていくと解釈出来る。よって，グループ学習会に参加する機会が有益になるか否かは患者自身に委ねられているため，グループ学習会を通して何を獲得するかは，まさに患者の主体性そのものに他ならない。

また，本研究のグループ構造の特徴は，対象者の選定において「病名不問の原則」を考慮して病名告知不問と統合失調症であることを前提にしたこと，作成したパンフレットをテキストとして活用したこと，そして，グループ学習会の目的を毎回のセッション開始前に伝えて運営したことにある。特に，同様の疾患をもつ患者を対象にすることによって同質性の高いグループにすることや，同一の目的に向かって取り組むグループを構成することは，患者が互いの共通性と相違性に気づき，自己観察能力や対処能力を高め，さらには，患者同士が自助性を向上させることを支援するものと考える。

ところで，このグループ学習会にもいくつかの検討課題がある。

それは，臨床に普及することを考えた場合，主には介入回数，介入時間，患者人数を実施施設の特徴に合わせ，慎重に再検討する必要があると考えられることである。その理由の一つとして，本研究は患者が3カ月以内に退院することを支援する精神科急性期治療病棟を対象施設にしていることである。二つ目の理由としては，対象者を統合失調症患者に限定していることである。特に，二つ目の理由の場合，陽性症状が活発化した患者が入院治療を受けても，グループ学習会に参加可能なまでに回復するには約1カ月を要する。本研究での脱落者は，37名中6名（脱落率16.2％）であったが，その内訳は退院5名，治療上の理由1名であり，いずれも本人の意思によるものではなかった。このような脱落者の理由の中に，精神科急性期治療病棟の特徴が現れていると考える。

本グループ学習会の場合，1クールを終了するまでに4週間の期間を要することや，精神症状が安定した患者が次のクールの開始を待つ期間が，最大約4週間に及ぶことから，グループ学習会に参加する患者の中には，退院を理由とした脱落者が現れる可能性が高くなる。しかし，本研究の結果を考慮すると，患者が【説明の納得的理解と体験の融合】を図るためには，現行の4回というセッション回数とそれを運営するための時間（60〜90分間）は最低限必要だと考える。したがって，精神科急性期治療病棟における心理教育を普及し定着させるには，例えば，実施頻度と回数を1週間に2回，合計4回にするなど，短期間集中型のプログラムの構造についても検討する必要がある。

さらに、グループの形式についても検討する余地がある。なぜならば、本研究に参加した患者のグループサイズが2～6名（平均3.4名）であったからである。このことから、前述した精神科急性期治療病棟の特性を踏まえると、本グループ学習会のように、クローズドセッションを前提としたグループを、5～7名の患者で編成することは極めて困難だといえる。しかし、この問題を回避するために、オープングループにするならば、4回のセッションを通して伝達する情報の順序性が損なわれることになる。したがって、精神科臨床への普及を目指すには、グループ人数に拘束されるのではなく、なによりもまず、ケアプロトコールの一つとして位置づけることが先決であろうと考える。

3 運営者の姿勢

本プログラムに参加した患者は、統合失調症という病気と相まって自分に違和感を抱き、言葉で言い表せない何かを経験する自分に一体感が持てないなど、独特かつ貴重な感覚を語った。このように、患者は特定できない何らかの違和感を抱えながらも、それら一つ一つを繋ぎ合わせられない状況、すなわち統合しづらい状況下で、心がおびやかされる日々を送っていると考えられる。したがって、グループ学習会の運営者の役割は、患者が経験する違和感や一体感のなさを提供された知識と繋ぎ合わせ、同一感が持てるように支援すること、つまり患者の服薬と病気の受け止めを支援することだといえよう。

本グループ学習会の成否は、それを運営する看護師と参加する患者との相互作用の質によるところが大きいと考える。その相互作用の過程で患者は、さまざまな不安や疑念を軽減し、精神疾患をもちながら生活出来ると楽観したり、また逆に大丈夫だろうかと悲観することを繰り返す。つまり、グループ学習会は、質的分析の結果で示したように、患者が服薬と病気を受け止める過程において重要と考えられる【悲観と楽観の彷徨】をもたらすものであった。

本グループ学習会に参加した患者に【悲観と楽観の彷徨】をもたらした指針は、「心理教育を行う看護師のためのプログラム運営用マニュアル」（巻末資料参照）に記載した"作成した看護師版心理教育プログラムの考え方"および"実施者の姿勢"であろうと考えられる。

とりわけ、"実施者の姿勢"として提示した、①患者が言葉で伝えようとしている努力を認めてじっくり待つこと、②患者の話をよく聞いて良い点を発掘する

こと，③患者が「自分にもできそう」と思えるように援助すること，④患者が他者と経験を共有することにより「自分一人じゃない」と思えるようにすること，⑤患者が生活上の困難に気づき，主体的に解決することを手伝うこと，⑥患者からは，真摯な姿勢で経験談を教えてもらうこと，という6点を貫くことが，患者の『服薬と病気の受け止め』に影響すると考えられた。このことは，前田（2000）による心理教育の定義，「心理教育とは，何らかの特定の技法を示すものでも，あるいは何らかの技法の集積を示すものでもなく，それを行おうとする治療者の姿勢を表すものである」を支持するものであった。

このように，心理教育の成否は，実施者の姿勢によるところが大きく，運営者の姿勢によって患者が服薬と病気を受け止められるかが左右されるといっても過言ではない。

以上，大きく3つの構造的特徴をもつ看護師版心理教育プログラムは，それを運営する際にコ・リーダーとして協力した看護師の認識を変化させた。

看護師は，グループ学習会に参加した患者が胸の内を語る姿や患者によって語られる内容そのものを直接知ることにより，通常のケアでは把握しきれない患者の力や苦しみを発見していた。そして，グループ学習会が，患者に対するケアとして重要であることや，グループ学習会では，患者に安心して語らせることが重要であることを認識していた。

また，既に独自の心理教育を実施してきた施設の看護師には，提供する情報や運営方法そのものを検討する機会を提供した。さらに，心理教育に関心をもちながらも導入できずにいた施設においては，本グループ学習会を業務の中に位置づけることを促進した。

本グループ学習会を臨床に普及する際には，作成したテキスト「健康的な生活を送るためのグループ学習会パンフレット」と「心理教育を行う看護師のためのプログラム運営用マニュアル」と共に，それに基づいた運営者の姿勢を伝える必要があると考える。そのためには，プログラム開発者自身が運営者として臨床看護師と共に実践することによって，運営者の姿勢そのものを伝えると同時に互いに実践能力を高める姿勢が必要であると考える。

少なくとも本グループ学習会は，参加した患者に好ましい変化をもたらしたほか，精神科臨床を支える看護師の認識に刺激を与えたといえ，微力ながらも精神科看護の質的向上を支援し，現場改革を推進することに貢献するものであろうと

考える。

C 研究の限界と今後の課題

　本研究は，便宜的標本抽出法で得た対象者に対する介入研究であった。
　質的研究デザインとしては，4施設に入院中の患者に協力を得たことにより比較分析が可能であったが，分析結果の適応範囲には限界がある。一方，量的研究デザインとしては，対象者数を確保することの困難さを予測して対照群を置かなかったこと，そして4施設に入院中の患者に協力を得て実施したことによる対象者の選択に関する問題，介入期間が4週間に及ぶことによる対象者の成熟の問題があり，内的妥当性を脅かす因子を含んでいる。したがって，本研究における量的分析の結果は，あくまでも質的分析による結果の解釈を補足するものに過ぎない。
　今後の課題は，次のとおりである。
①質的記述による結果の信頼性を高めるためには，さらにデータを蓄積すると共に，異なる施設との比較および理論的サンプリングを行う必要がある。
②実施したプログラムの効果は，終了時の一時点での評価に過ぎず，この効果がその先，退院後の生活に戻った患者に持続するか否かについては不明である。したがって，今後は本プログラムの長期効果について検討することが必要である。
③本プログラムの効果を測定するには，無作為抽出法を用いた準実験研究，さらには実験研究デザインへと発展させる必要がある。
④本プログラムの効果を測定するための，独自の評価尺度を開発する必要がある。
⑤本プログラムは運営者の姿勢が重視されるため，臨床に普及するためには開発者と臨床看護師とが共同し，運営者の姿勢を伝えていく必要がある。

D 精神看護学への提言

　わが国の精神看護学領域における看護研究は，当事者を支える医療者や家族を対象にした因子探索型の研究が多く，当事者研究そのものが極めて少ない。したがって，精神疾患患者を対象とした介入研究となると，期待される介入成果よりも研究手続きをとることによる患者への不利益ばかりが過剰なまでに懸念され，結果，ほとんど行われていないのが現状である。これまでの精神看護学領域では，本研究のような患者に対する教育的要素をもつ看護そのものが重要視されてこなかった。その背後には，精神疾患をもつ患者は自らの病気や治療を知ることによって混乱するとの考え方や，看護者自身が患者に対する教育的要素をもつ看護実践能力を身に付けていなかったことが挙げられよう。

　本研究では，このような精神看護学領域に一つの看護介入方法として看護師版心理教育プログラムを取り入れ，協力施設の看護師と共に実施し，看護師版心理教育プログラムが患者の知識を向上させるのか，精神症状を安定させるのか，そして，主にはプログラムに参加した患者が自らにとっての服薬と病気をどのように受け止めるのかという主観的経験を探求することに挑戦した。結果，開発した看護師版心理教育プログラムは，統合失調症患者の服薬と病気の受け止めに肯定的な変化をもたらすことが質的および量的記述によって明確になった。

　そこで，看護師版心理教育プログラムの有用性を検討した結果，以下に精神看護学への提言をする。

①統合失調症患者が服薬と病気を受け止めることを支援するために，精神科臨床において看護師版心理教育プログラムを導入することが必要である。
②看護師版心理教育プログラムを実践する際に重要なことは，詳細かつ豊富な情報を提供することよりも，患者の理解を促す技術を身につけた運営者の姿勢そのものである。
③運営者は，患者が服薬と病気を受け止めるために，提供する情報が患者の主観的な経験と繋がるように意図する必要がある。
④看護師は，『服薬と病気の受け止めの過程』で【悲観と楽観の彷徨】を経験する患者を，心理的にサポートすることが大切である。
⑤看護師を含む医療者は，患者にとって絶対的な権威を握った他者であることを意識し，患者の主体性を無視した服薬の強要などが，患者に【誇りを傷つけら

れる】と認識させ，ひいては『服薬と病気の受け止めの過程』を妨害することになると自覚する必要がある。

引用文献

Anderson, C. M., Reiss, D. J., Hogarty, G. E. (1986): SCHIZOPHRENIA AND THE FAMILY―A Practitioner's Guide to Psychoeducation and Management／鈴木浩二，鈴木和子監訳（1988）：分裂病と家族―心理教育とその実践の手引（上），金剛出版．

Anderson, C. M., Reiss, D. J., Hogarty, G. E. (1986): SCHIZOPHRENIA AND THE FAMILY―A Practitioner's Guide to Psychoeducation and Management／鈴木浩二，鈴木和子監訳（1990）：分裂病と家族―心理教育とその実践の手引（下），金剛出版．

Ascher-Svanum. H., Rochford. S., Cisco. D., et al. (2001): Patient education about schizophrenia: Initial expectations and later satisfaction, Issues in Mental Health Nursing, 22, 325-333.

浅井邦彦（2001）：精神科における急性期・慢性期医療とリハビリテーション，精神神経学雑誌，103(3)，228-241．

Blumer, H. (1969): Symbolic Interactionism, Perspective and Method／後藤将之訳（1991）：シンボリック相互作用論―パースペクティヴと方法，勁草書房．

Chan, G. W., Ungvari, G. S., Shek, D. T., et al. (2003): Hospital and community-based care for patients with chronic schizophrenia in Hong Kong-quality of life and its correlates, Soc Psychiatry Psychiatr Epidemiol, 38(4), 196-203.

Chien, W. T., Kam, C. W., Lee, I. F. (2001): An assessment of the patients' needs in mental health education, J Adv Nurs. 34(3), 304-311.

Day J. C., Bentall R. P, Roberts C., et al. (2005): Attitudes toward antipsychotic medication: the impact of clinical variables and relationships with health professionals, Arch Gen Psychiatry., 62(7), 717-724.

Deeken, A. (1996)：死とどう向き合うか，日本放送出版協会．

Dyck, D. G., Short, R. A., Hendryx, M. S., et al. (2000): Management of negative symptoms among patients with schizophrenia attending multiple-family groups, Psychiatr Serv., 51(4), 513-519.

Feldmann, R., Hornung, W. P., Prein, B., et al. (2002): Timing of psychoeducational psychotherapeutic interventions in schizophrenic patients, Eur Arch Psychiatry Clin Neurosci., 252(3), 115-119.

藤村尚宏，蜂矢英彦（1998）：精神科急性期病棟，63-67，金剛出版．

Gaebel, W. (1997): Towards the improvement of compliance: the significance of psycho-education and new antipsychotic drugs, Int Clin Psychopharmacol. 12(1), 37-42.

羽山由美子，水野恵理子，藤村尚宏，他（2002）：精神科急性期病棟における服薬および治療への構えに関する患者心理教育の効果，臨床精神医学，31(6)，681-689．

Herz, M. I., Lamberti, J. S., Mintz, J., et al. (2000): A program for relapse prevention in schizophrenia: a controlled study, Arch Gen Psychiatry, 57(3), 277-283.

日野原重明，井村裕夫（2002）：看護のための最新医学講座 35 医療と社会，中山書店．

平松智子，泉キヨ子（2005）：C 型肝炎由来のがん患者が辿る肝炎診断から現在までの心理と療養行動，日本看護研究学会雑誌，28(2)，31-40．

平田豊明（2004）：精神病急性期治療の戦略と戦術，臨床精神薬理，8，377-386．

Hoge, S. K., Appelbaum, P. S., Lawlor, T. (1990): A prospective, multicenter study of patients' refusal of antipsychotic medication, Arch Gen Psychiatry. 47, 949-956.

Hornung, W. P., Klingberg, S., Feldmann, R., et al. (1998): Collaboration with drug treatment by schizophrenic patients with and without psychoeducational training: results of a 1-year follow-up,

Acta Psychiatr Scand., 97, 213-219.
Hornung, W. P., Feldmann, R., Kingberg, S., et al. (1999): Long-Term effects of a psychoeducational psychotherapeutic intervention for schizophrenic outpatients and their key-persons-results of a five-yea r follow-up, Eur Arch Psychiatry Clin Neurosci., 249, 162-167.
船津衛 (1976):シンボリック相互作用論,恒星社厚生閣
池淵恵美,納戸昌子,吉田久恵,他 (1998):服薬及び症状自己管理モジュールを用いた心理教育の効果,精神医学,40(5),543-546.
池淵恵美 (2002):服薬自己管理技能の獲得に向けて,臨床精神薬理,5,415-422.
生月誠 (1996):不安の心理学,77-78,講談社.
條谷洋司,松田光信,中北勝彦 (2004):精神科急性期治療病棟において薬物療法を受ける患者の認知状況,第34回日本看護学会論文集―成人看護Ⅱ,273-275.
小島操子 (2004):看護における危機理論・危機介入,金芳堂.
熊谷直樹,丹羽真一,永久保昇治,他 (1990):簡易精神症状評価尺度 (BPRS),精神科診断学,1(4),547-566.
Liberman, R. P. (1988): Psychiatric Rehabilitation of Chronic Mental Patients/安西信雄,池淵恵美監訳 (1993):リバーマン実践的精神科リハビリテーション,創造出版.
前田ケイ (2003):認知行動療法としてのSST,精神科臨床サービス,3(1),62-64.
前田正治 (1997):なぜ精神分裂病患者に対して心理教育を行う必要があるのか?,臨床精神医学,26(4),433-440.
前田正治,落合理彰,連貴司,他 (1994):分裂病者や家族に対する疾病薬物知識度調査 (Knowledge of Illness and Drugs Inventory; KIDI) の結果について,日本社会精神医学会雑誌,2(2),173-174.
前田正治,内野俊郎 (2000):分裂病患者および家族に対する心理教育,精神科治療学,15,247-251.
松田光信 (2008):急性期統合失調症患者に対する看護介入としての心理教育プログラムの開発過程,31(1),91-99.
松田光信 (2008):心理教育を受けた統合失調症患者の「服薬の受け止め」,日本看護研究学会雑誌,31(4).
松田光信,羽山由美子 (2004):同種骨髄移植を受けた女性の体験世界に関する記述的研究,日本精神保健看護学会誌,13(1),1-13.
McEvoy, J. P., Scheifler, P. L., Frances, A. (1999): The Expert Consensus Guideline Series; Treatment of Schizophrenia 1999/大野裕訳 (2000):エキスパートコンセンサスガイドラインシリーズ 精神分裂病の治療1999,ライフ・サイエンス.
Mead, G. H., (1934): Mind, Self, and Society; from the Standpoint of a Social Behaviorist/稲葉三千男,滝沢正樹,中野収訳 (2005):復刻版 精神・自我・社会,青木書店.
Merinder, L. B., Viuff, A. G., Laugesen, H. D., et al. (1999): Patient and relative education in community psychiatry: a randomized controlled trial regarding its effectiveness, Soc Psychiatry Psychiatr Epidemiol., 34(6), 287-294.
Motlova, L. (2000): Psychoeducation as an indispensable complement to pharmacotherapy in schizophrenia, Pharmacopsychiatry. 33(1), 47-48.
大島巌 (1994):心理教育―いわゆる消費者の観点から,家族療法研究,11,30.
小澤元美,福井小紀子 (2004):検診機関における消化器がん患者のがん告知後の精神的状況の変化

及びそれらと医師及び保健師によるサポートとの関連の検討，東京保健科学学会誌，6(4)，268-274.

Puschner B., Born A., Giessler A., et al. (2006): Adherence to Medication and Quality of Life in People With Schizophrenia-Results of a European Multicenter Study, J Nerv Ment Dis., 194(10), 746-752.

連理貴司 (1995)：精神分裂病者に対する心理教育ミーティングの効果　疾病・薬物知識度調査の結果から，精神医学，37(10)，1031-1039.

Rodgers, B. L. & Knafl K. A. (2000): Concept Development in Nursing Foundation, Techniques, and Applications, 2nd ed., Sanders Company, Philadelphia.

佐藤光源，松岡洋夫 (1999)：心理社会ストレスと脆弱性，松下正明，臨床精神医学講座第2巻精神分裂病Ⅰ，117-122，中山書店．

Shin, S. K. & Lukens, E. P. (2002): Effects of psychoeducation for Korean Americans with chronic mental illness, Psychiatr Serv., 53(9), 1125-1131.

白石弘巳 (1999)：心理教育をエンパワーする―当事者の回復の視点から―，治療の聲，2(1)，61-69.

鈴木丈 (1997)：SSTと心理教育，中央法規出版．

鈴木啓子，中川幸子 (1996)：精神分裂病患者への心理教育的援助の効果に関する研究，千葉大学看護学部紀要，18，47-56.

富田克，前田正治 (2002)：【薬物療法を維持するための工夫　薬物療法への新たなアプローチ】精神科急性期医療における心理教育，臨床精神薬理，5(4)，409-414.

内野勝 (1995)：生活技能訓練 (Social Skills Training) の展開，精神医学，37(1)，45-50.

内野俊郎，前田正治，原口健三 (2003)：「精神分裂病」とスティグマ　本邦における心理教育の臨床的課題，臨床精神医学，32(6)，677-688.

和田攻，南裕子，小峰光博 (2002)：看護大事典，医学書院．

World Psychiatric Association (WPA) (2002): SHIZOPHERNIA-OPEN THE DOOR-The WPA Global Programme Against Stigma and Discrimnation Because of Shizophrenia／高木俊介訳 (2002)：こころの扉を開く―統合失調症の正しい知識と偏見克服プログラム，医学書院．

巻末資料

看護師版心理教育プログラム

「健康な生活を送るためのグループ学習会パンフレット」

「心理教育を行う看護師のためのプログラム運営用マニュアル」

健康的な生活を送るための

グループ学習会

パンフレット

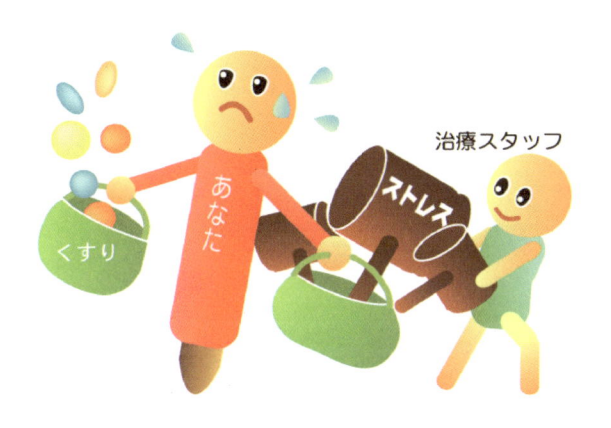

毎週（　　）曜日 ➡ （　　）時（　　）分より				
1回目	月　　日	3回目	月　　日
2回目	月　　日	4回目	月　　日

お名前 _____

目 次

グループ学習会の要点 ………………………………… 1

1 心の病気の症状について ……………………… 4

2 心の病気とストレスの関係について ………… 6

3 薬の作用と副作用について …………………… 14
　　Q＆A　～お薬について～ …………………… 17

4 健康的な生活を送る方法について …………… 20
　　Q＆A　～退院に向けて～ …………………… 24

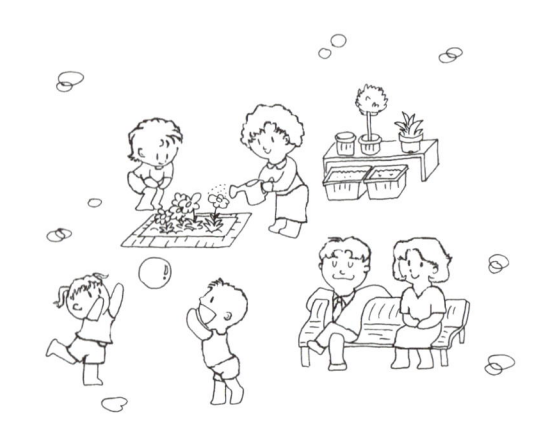

グループ学習会の要点

〈グループ学習会の目的〉

①病気や内服治療の特徴を理解する

②自分にとってのストレスに気づく

③参加者と互いに体験を共有する

④自分に合った健康的な生活の仕方を見つける

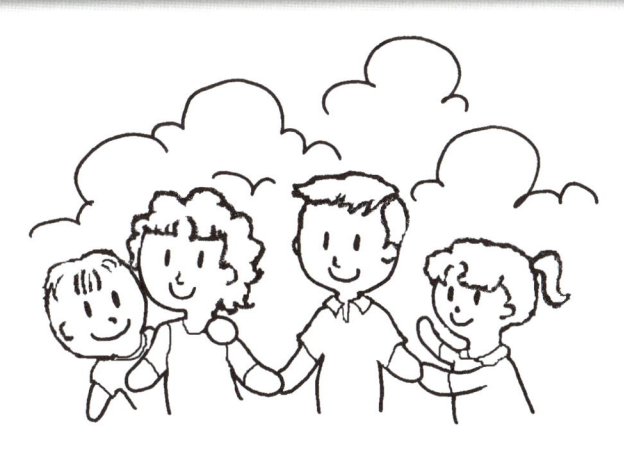

〈グループ学習会の内容〉

1. 心の病気の症状について

〔自己紹介〕

【話し合いのテーマ】
自分に当てはまる症状や気になる症状がありますか？

2. 心の病気とストレスの関係について

【話し合いのテーマ】
どのようなことにストレスを感じますか？　また，ストレスをためないためにどのような工夫をしていますか？

《課題》
現在飲んでいる薬の名前と種類を確認してください。〈用紙1-①〉

3. 薬の作用と副作用について

【話し合いのテーマ】
薬を飲むことで調子が良くなったこと，あるいは，薬の作用で気になることがありますか？

《課題》
健康チェック表を付けてみてください。〈用紙1-②〉

4. 健康的な生活を送る方法について

〔記入〕
一日の過ごし方（現在と退院後）を紙に書いてみましょう。〈用紙1-③〉

【話し合いのテーマ】
退院してから上手に暮らすために，どのような工夫をしますか？

1 学習会の進め方

- ■形式：少人数のグループ学習（5-7名）
- ■回数と時間：学習会は合計4回，毎週1回，固定の曜日，
  1回60-90分
- ■場所：（　　　　　　　　）
- ■持参するもの：パンフレット，筆記用具

2 参加上のルール

- あいさつをしましょう
- 参加者がここで話したことを他の場所で言わないようにしましょう
- トイレに行く時は，一言断ってから行きましょう

3 コミュニケーションを良くするためのポイント

- 視線を合わせる
- ジェスチャーを活用する
- 明るい表情で話す
- はっきりと大きな声で話す
- 人の話を最後まで聞く

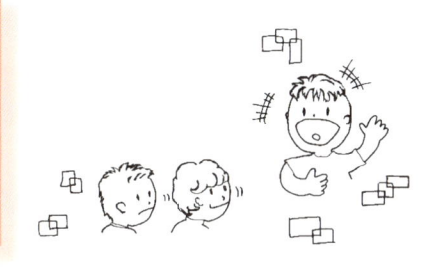

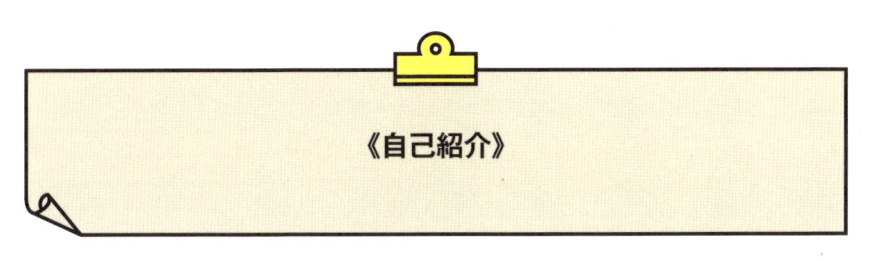

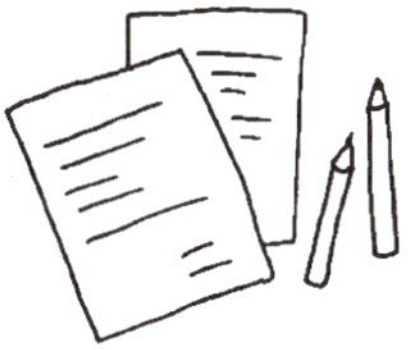

《自己紹介》

1 心の病気の症状について

1. 心の病気の種類について

心の病気には，いろいろな種類のものがあります。
代表的な病気は，そう病，うつ病，神経症，統合失調症などです。

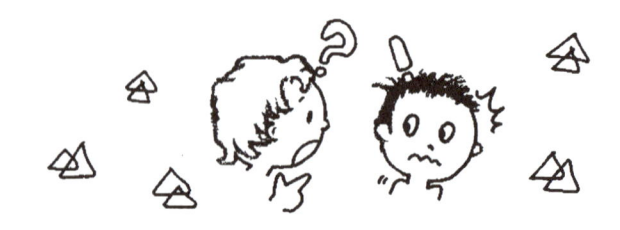

2. 症状の種類について

心の病気になるといろいろな症状が出てきます。
症状は人それぞれ異なることが多いのです。
皆さんは，次のような症状を経験したことがありませんか？

【感覚（知覚）の症状】
人の声が聞こえる，見えないものが見える，精神的に疲れる，誰かに動かされる感じがする，自分が自分でなくなる感じがする，時間の感覚がなくなる，身体がふらつく，胃がむかつく，恐怖感，イライラする，絶望感 など。

【考え（思考）の症状】
　ありえないことを考える，自分の言うことを誰も信じてくれない，考えが空っぽになる，物忘れをする，人と話したくない，人が自分のことばかりを責める　など。

【行動（日常生活行動）の症状】
　人に逢いたくない，掃除・洗濯・外出・買い物がおっくうになる，独り言を言う，変な行動をする　など。

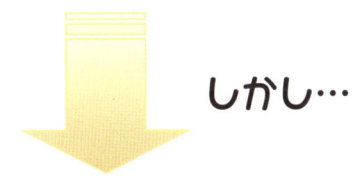

しかし…

※心の病気は，自覚症状が現れにくいという特徴があります。

※だから，周りの人から「いつもと違うね」「どうかしたの？」など，と言われることがあります。

《話し合いのテーマ》
「自分に当てはまる症状や気になる症状がありますか？」

2 心の病気とストレスの関係について

1. 原因について

心の病気の原因は，遺伝ではなく<u>ストレス</u>と関連しているようです。

> ⭐ 私達の生活環境には，いろいろなストレスがあります。
> ⭐ ストレスと聞くと良くないイメージがありますが，適度のストレスは私たちが人間として成長するために必要なのです。
> ⭐ 人間関係で起こるストレスは複雑なものが多いため，人の精神的な健康に悪影響をおよぼしやすいのです。
> ⭐ ストレスの感じ方は，同じような環境で生活していても人それぞれ異なるのです。
> ⭐ ストレスの感じ方の程度が強ければ強いほど，または，ストレスと感じるものが多ければ多いほど，精神的な健康に悪影響をおよぼしやすいのです。

それでは，心の病気にかかる人とかからない人との違いを，どのように考えればよいのでしょうか？

下の図は、《病気にかかりやすい人》と《病気にかかりにくい人》との違いを表しています。
- 「コーヒーフィルター」は、人を表しています。
- 「雨」は、ストレスを表しています。

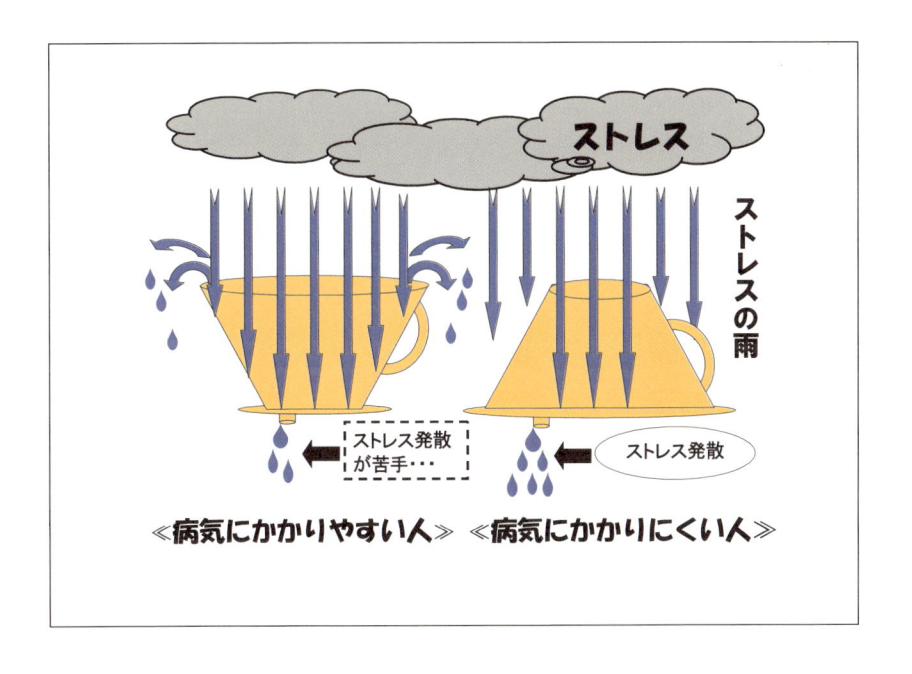

この図は，同じ大きさ，同じ容量をもつ人なのに，**コーヒーフィルター**の間口の広さが違うために，**雨**の溜まり方も異なることを示しています。健康的な生活を送っている時は，**コーヒーフィルター**に溜まった**雨**が溢れ出さないように，下に空いている小さな穴から"ぽとり…ぽとり…"とドリップすることで**ストレス**を上手に発散できているのです。けれども，**雨**の溜まるスピードとドリップするスピードや量のバランスが崩れると，**雨**が**コーヒーフィルター**から溢れ出してしまいます。心の病気は，このような状態のことをいうのです。

　ですから，心の病気にかかるかどうかは，同じ程度の**ストレス**環境で生活した場合でも，広い間口の**コーヒーフィルター**をもつ人か，小さい間口の**コーヒーフィルター**をもつ人かの違いによるのです。これが[個性の違い](#)であり，心の病気と深く関係するのです。

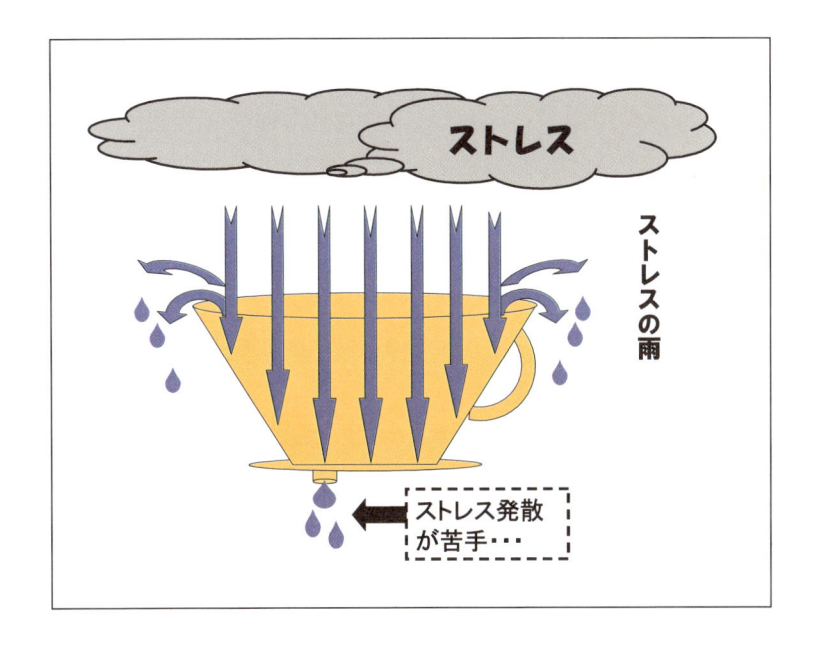

このように，ストレスを溜めやすい個性とストレスが，心の病気と関係しているといわれています。

心の病気を治すポイントは，次の2つです。
① ストレスを軽減させること
② ストレスに強くなること

2. 治療について

　健康になるためのポイントは，①<u>ストレスを軽減させること</u>と②<u>ストレスに強くなること</u>です。具体的には，「服薬」と「ストレスの少ない生活」と「リハビリテーション」です。

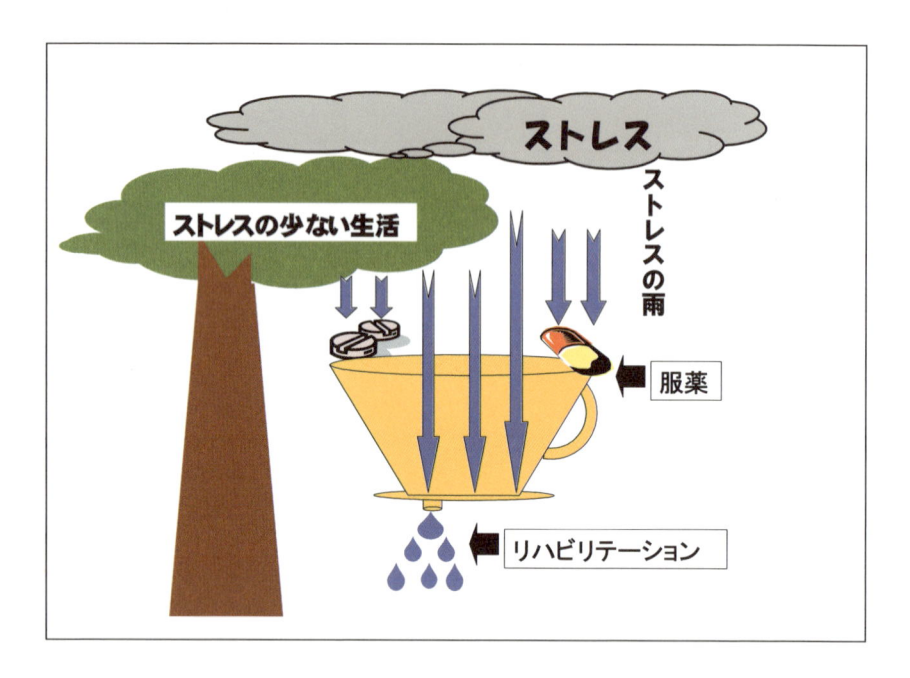

1)「服薬」

　心の病気にかかった人は，薬物療法を受けることによって，ストレスの雨が体内へ入り込むことを防ぎ，健康的な生活を再獲得するのです。心の病気は，脳の中にある神経細胞から出る**化学伝達物質**の量に変化が起きることによるといわれていますので，その量をお薬によって整えるのです。

2)「ストレスの少ない生活」

　ストレスの少ない生活を送ることが大切です。そのためには，普段からストレスを上手に発散することが大切なのです。ですから，調子が悪いと思ったら早めに入院し，体調を整えて早めに退院するのです。そして，退院後はなにごとも無理をせず，少しずつ負担のない程度に始める方がよいのです。

3)「リハビリテーション」

　ストレスの雨を体内に溜め込まないためには，**ストレスを上手に排出**することと，**ストレスに強くなること**が大切なのです。

　そこで，人間関係に伴うストレスに強くなるために，入院中は，病院での生活に少し慣れてきたら，作業療法やグループ活動（例えば：お話会，料理，園芸）などに参加し，退院後は，趣味を見つけること，よく眠ること，そして，デイケア・ナイトケア・地域活動支援センターなどの施設を上手に利用するとよいのです。このように，普段当たり前にしていることが，とても大切なリハビリテーションになるのです。

～入院前の生活～

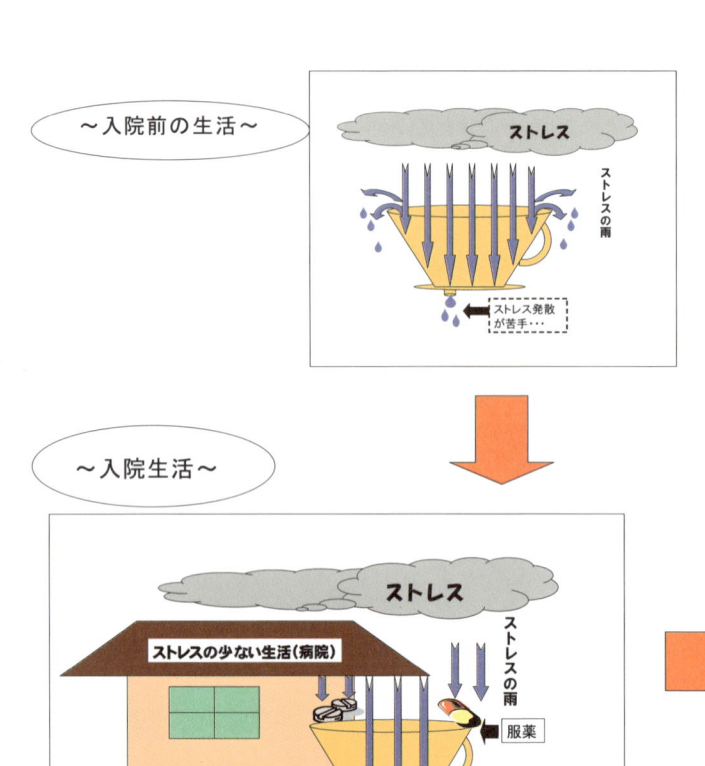

～入院生活～

～退院後の健康的な生活～

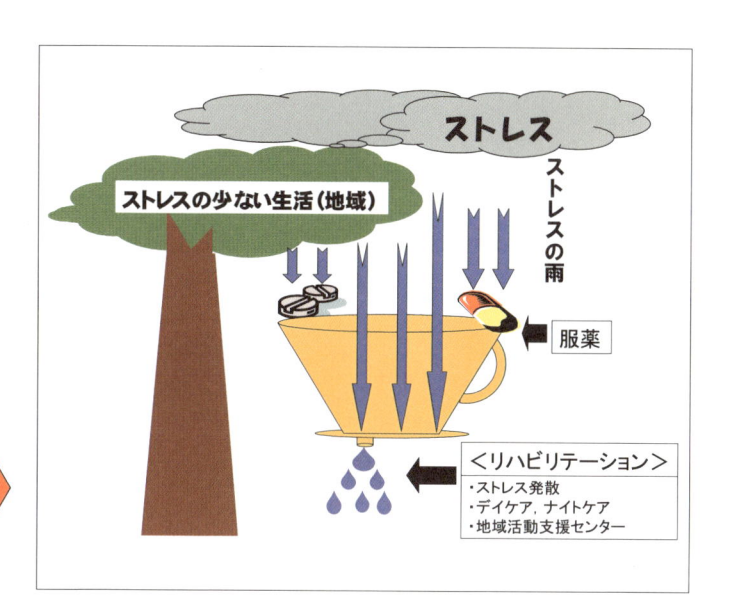

ストレス
ストレスの少ない生活（地域）
ストレスの雨
服薬
＜リハビリテーション＞
・ストレス発散
・デイケア，ナイトケア
・地域活動支援センター

《話し合いのテーマ》

「どのようなことにストレスを感じますか？　また，ストレスを溜めないためにどのような工夫をしていますか？」

3 薬の作用と副作用について

　ここでは，精神科で処方される主な薬の作用と副作用について説明します。

1. 精神安定薬

　このお薬は，イライラする，精神的に疲れる，恐怖感，絶望感，人の声が聞こえる，見えないものが見える，ありえないことを考える，考えが空っぽになる，時間の感覚がなくなる，などの症状を改善してくれます。

【種類】

薬の名前 （例：ジプレキサ）	飲み方 （例：朝・昼・夕食後）

【副作用】
口が乾く，眠気，体がだるい，よだれが出る，便秘，排尿がしにくい，さっさと行動できない，歩きにくい，しゃべりにくい，食欲不振，胃のむかつき，立ちくらみ など

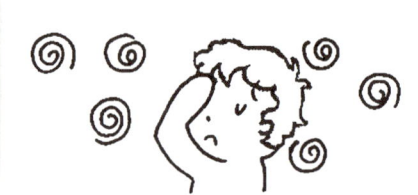

2. 抗不安薬

　このお薬は，不安になる，緊張する，イライラする，などの症状を改善してくれます。

【種類】

薬の名前（例：デパス）	飲み方（例：朝・昼・夕食後）

【副作用】
眠気，ふらつき，体がだるい　など

3. 抗うつ薬

　このお薬は，気分が沈む，意欲が出ない，食欲がない，などの症状を改善してくれます。

【種類】

薬の名前（例：パキシル）	飲み方（例：朝・昼・夕食後）

【副作用】
眠気，排尿がしにくい，便秘，立ちくらみ　など

4. 睡眠薬

　このお薬は，夜中に何度も目が覚める，寝つきが悪い，朝早く目が覚める，などの症状を改善してくれます。そして，ぐっすりと眠れるようにしてくれます。

【種類】

薬の名前　（例：ドラール）	飲み方　（例：眠前）

【副作用】
眠気，ふらつき　など

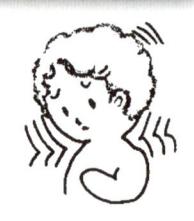

5. 抗パーキンソン薬

　このお薬は，精神安定薬による副作用を予防したり改善してくれます。

【種類】

薬の名前　（例：アキネトン）	飲み方　（例：朝・昼・夕食後）

【副作用】
食欲低下，胃のむかつき　など

Q&A　〜お薬について〜

Q1　薬を飲むようになってから，しんどくなった気がします。一度，薬をやめてみたら頭がすっきりしたのですが，それでも薬を飲まなければなりませんか？

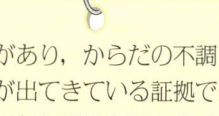

A　お薬を飲み始めた頃は，時に副作用が出ることがあり，からだの不調として感じやすいのですが，それはお薬の効果が出てきている証拠でもあるのです。しかし，気になることや疑問に思われることは，すぐに主治医や看護師にご相談ください。

Q2　薬を飲んでも全然変わらない気がするのですが，それでも飲まなければならないのですか？

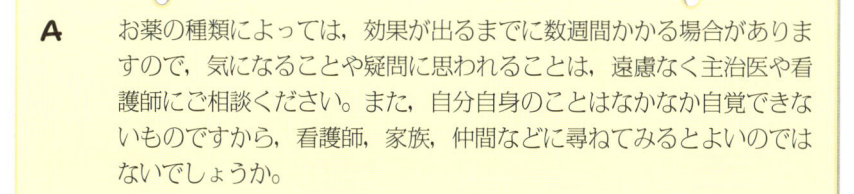

A　お薬の種類によっては，効果が出るまでに数週間かかる場合がありますので，気になることや疑問に思われることは，遠慮なく主治医や看護師にご相談ください。また，自分自身のことはなかなか自覚できないものですから，看護師，家族，仲間などに尋ねてみるとよいのではないでしょうか。

Q3　薬はいつまで飲み続けなければならないのですか？また，病気が治ったと思ったら，薬をやめてはいけないのですか？

A　再発を予防するためには，お薬を長期にわたって飲むことが大切なのです。少なくとも，数年間は飲み続けたほうがよいといわれています。ですから，自分の判断でお薬の量を変更したり中止したりせず，大変でしょうが定期的に外来受診をしていただき，主治医と話し合ってください。

Q4 お薬を長期間飲んでも大丈夫なのですか？

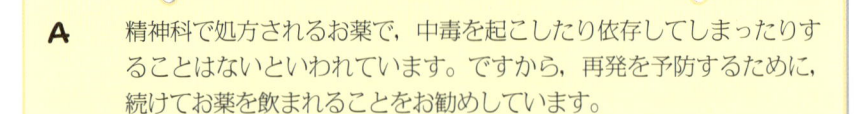

A 精神科で処方されるお薬で，中毒を起こしたり依存してしまったりすることはないといわれています。ですから，再発を予防するために，続けてお薬を飲まれることをお勧めしています。

Q5 薬がどうも自分に合わないような気がしますが，主治医にうまく伝えられず悩んでいます。どのようにすればよいのでしょうか？

A 自分の気持ちや身体の変化をノートやメモに書き留めて，それを見ながら主治医や看護師に話したり，ノートやメモをそのまま見せたりすると伝わると思います。

Q6 お茶やコーヒーと一緒に薬を飲んではいけないのですか？

A 基本的には，水や白湯で飲まれることをお勧めしています。しかし，外出中で手元にお茶しかない場合やお薬を飲み忘れていたことに気づいた場合などは，手元にあるお茶やジュースでもよいですから飲んでください。とにかく，お薬を飲むことが大切です。

Q7 身体の調子や気分が良くないのですが，次回の診察日までには日にちがあります。どうしたらいいのですか？

A 入院中は，すぐに看護師にご相談ください。また，退院後は，主治医が外来診察日でない時や休みの時でも結構ですので，まずは電話でご相談ください。

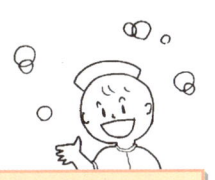

Q8 （男性）精神科の薬を飲むとインポテンツになることがありますか？

A 男性の患者様の中には，性欲の低下，射精困難，インポテンツなどの性機能障害が出ると言われる方がおられます。このような症状は，心の病気の症状が改善しますと薬の量も減りますので自然に回復しますが，一人で悩まずに主治医や看護師にご相談ください。

Q9 （女性）精神科の薬を飲んでいる時に妊娠した場合，生まれてくる子どもになんらかの影響がありますか？

A 子どもを作る予定がある時，妊娠の可能性がある時は，一人で悩まずにすぐに主治医にご相談ください。

《話し合いのテーマ》

「薬を飲むことで調子が良くなったこと，
または，薬の作用で気になることがありますか？」

《自覚していること》…（例）「楽になった」「しんどくなった」など
《周囲の人から言われること》
　　…（例）「表情が穏やかになったね」「明るくなったね」など

4 健康的な生活を送る方法について

　いよいよ最後の勉強会です。
　ここでは，皆さんの退院後の生活をイメージしながら一緒に学習しましょう。

1. 薬の飲み方について

① 毎日決まった時間に飲みましょう
② 飲んだらチェックをする習慣をつけましょう
③ 薬の飲み方を自分で変えることはやめましょう
④ 飲み忘れに気づいた時はすぐに飲み，次の薬は2時間ずらして飲みましょう
　（入院中は，すぐに看護師に教えてください）

2. 健康的な生活を送るためのポイント

退院後に健康的な生活を送っていただくためには，次の内容を参考にして生活を見直していただくとよいでしょう。

けれども・・・

～何事も無理せず，少しずつ～

な　・なんでも相談する

く　・苦しみをわかちあう

す　・睡眠を十分とる

な　・仲間をつくる

く　・薬を飲む

す　・すぐに受診する

り　・利用する（施設や制度）

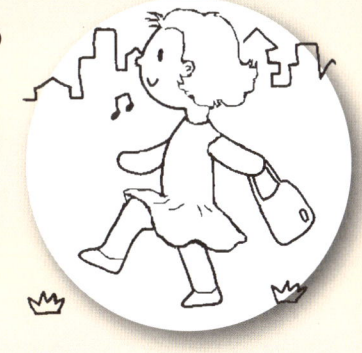

3. 心の健康チェックを自分で行うポイント

★次のような症状が出ていませんか？

チェック	項　　目
	食欲はありますか？
	夜は眠れていますか？
	イライラしたり，落ち着かない感じがしませんか？
	時間の感覚が変わったような気がしませんか？
	人気のない所で人の声が聞こえる気がしませんか？
	見えないものが見えるような気がしませんか？
	誰かに動かされる感じがしませんか？
	自分が自分でなくなる感じがしませんか？
	人に会ったり，話したくない気分になっていませんか？
	何をするのもおっくうになっていませんか？

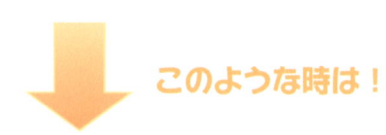

⬇ このような時は！

⬇

- 早め，早めに受診しましょう

- 受診する勇気や気力のないときは，当院にお電話してください
  　　　　　　　　　　（電話番号：　　　－　　　－　　　）
  　　　　　　　　　　　　時間帯：　　時〜　　時

- 「こころの電話相談」：心の悩みごとを電話で聞いて一緒に解決策を考えてくれる公的な機関です
  　　　　　　　　　　（電話番号：　　　－　　　－　　　）
  　　　　　　　　　　　　時間帯：　　時〜　　時

〈お誘い〉

・訪問看護を利用してみませんか？

・デイケア，ナイトケアを利用してみませんか？

・地域活動支援センターを利用してみませんか？

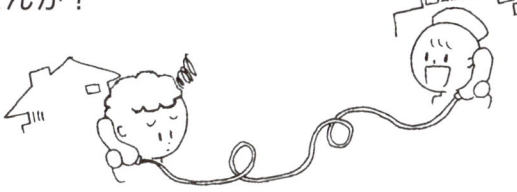

・作業所に通ってみませんか？

Q&A　〜退院に向けて〜

Q1 外来（薬局）で受け取った薬が，いつも飲んでいる薬と違うように思った時はどのようにすればいいですか？

A 薬を受け取った時に，その場で中身を確認し，すぐに外来（薬局）又は主治医にお問い合わせ下さい。

Q2 風邪薬などのように他科（例えば，内科）から処方された薬と精神科から処方されている薬を一緒に飲んでもいいのですか？

A 多くの場合，一緒に飲んでいただいても悪影響はありませんが，他の病院を受診して薬をもらった時には，念のために主治医にご相談ください。

Q3 退院後の生活では，朝起きる時間が遅くなることや，朝食をとらないことがあるのですが，朝食後の薬はいつ飲めばよいですか？また，仕事先で昼食後の薬を飲むことに抵抗感がありますし，飲み忘れてしまうこともあるのですが，何か良い方法はないですか？

A 主治医に相談してみてください。例えば，1日3回，朝・昼・夕食後に飲まれている場合，服用の仕方を朝・夕食後や，昼・夕食後の2回などに変更できる可能性があります。

Q4 保健福祉制度と施設について教えてください。

A 大まかには，次のようなものがあります。詳しくお聞きになりたい方は，看護師や主治医にご相談ください。福祉の専門家（ソーシャルワーカー）をご紹介します。

〈保健福祉制度〉
- 高額療養費制度
- 自立支援医療費
- 精神障害者保健福祉手帳
- 障害年金
- 生活保護
- 訪問看護　など

〈施設〉
- デイケア
- ナイトケア
- 作業所
- 福祉工場
- 地域活動支援センター　など

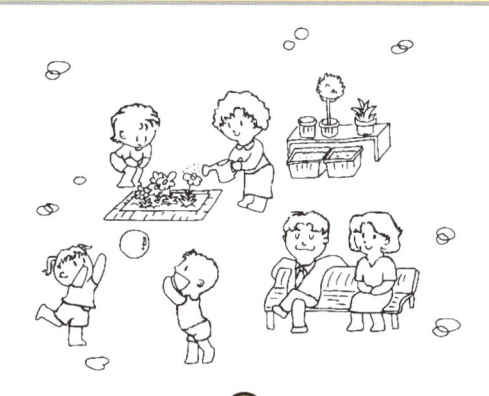

《話し合いのテーマ》

「退院してから上手に暮らすために，
どのような工夫をしますか？」

〈用紙1-①〉

服薬内容記入用紙

記入月日	薬の名前	飲み方	種　類
〈記載例〉 8月1日	デパス	朝・昼・夕食後	抗不安薬

〈用紙1-②〉

健康チェック用紙

月 日																	
内服チェック																	
朝																	
昼																	
夕																	
眠前																	
(その他)																	
健康チェック																	
食欲がない																	
眠れない																	
眠気がする																	
イライラ・落ち着かない																	
人の声が聞こえる																	
見えないものが見える																	
誰かに動かされる感じ																	
自分が自分でない感じ																	
人と話したくない																	
何をするのもおっくう																	
口が渇く																	
体がだるい																	
しゃべりにくい																	
体が動かしにくい																	
よだれが出る																	
立ちくらみがする																	
胃がムカムカする																	
排便がない																	
排尿しにくい																	
メモ																	

〈用紙1-③〉

生活スタイル見直し用紙

年　月　日（　）

	〈1日の過ごし方〉	
	入院前の生活	退院後の生活
時間（午前）		
時間（午後）		

心理教育を行う看護師のための
プログラム運営用マニュアル

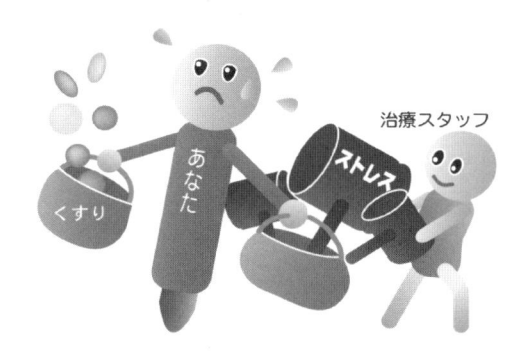

目　次

- [A] 看護師版心理教育プログラムの考え方 …………………………………… 1
- [B] 実施前に行うこと ……………………………………………………………… 3
  - 1 | 会場準備 …………………………………………………………………… 3
  - 2 | 必要物品と数 ……………………………………………………………… 3
  - 3 | 参加者の情報収集 ………………………………………………………… 3
- [C] 実施中に行うこと ……………………………………………………………… 4
  - 1 | プログラムの流れを明確にしておく ………………………………… 4
  - 2 | 実施者の姿勢 ……………………………………………………………… 4
  - 3 | 実施者の諸注意 …………………………………………………………… 4
  - 4 | 実施者（リーダー）としての介入技術を用いる …………………… 5
- [D] 実施後に行うこと ………………………………………………………………10
  - 1 | 看護スタッフへの報告 …………………………………………………10
  - 2 | チームアプローチの代用方法 …………………………………………10
  - 3 | セッション全体の評価 …………………………………………………10
- [E] 参考資料：『薬の作用と副作用について』………………………………12
  - 1 | 精神安定薬 ………………………………………………………………12
  - 2 | 抗不安薬 …………………………………………………………………13
  - 3 | 抗うつ薬 …………………………………………………………………13
  - 4 | 睡眠薬 ……………………………………………………………………14
  - 5 | 抗パーキンソン薬 ………………………………………………………14

心理教育を一人で運営することは，とても大変なことだと思います。しかし，短期間で入院治療を終えた患者様に，質の高い地域生活を送っていただくためには，大変重要な看護援助だと思います。このマニュアルは，看護師の皆様に心理教育を円滑に運営していただくために作成しました。

A 看護師版心理教育プログラムの考え方

　本プログラムに使用したストレス脆弱性モデルは，心の病気とストレスとの関係を可能な限りわかりやすく伝えるために，人を「**コーヒーフィルター**」，ストレスを「**雨**」にたとえて説明することを試みたものであり，これを「**コーヒーフィルターモデル**」と名づける。このコーヒーフィルターモデルは，《**病気にかかりやすい人**》も《**病気にかかりにくい人**》も同じ大きさの人であり，同じ容量をもつ人であるが，**コーヒーフィルターの間口の広さが異なる**ことによって，ストレスの「**雨**」の溜まり方が異なることを表している。

　全ての人は，コーヒーフィルターに溜まった雨が溢れ出さないように，下に空いている小さな穴から雨をドリップしてストレスを発散しているが，雨の溜まるスピードとドリップする量あるいはスピードとのバランスが崩れると，雨がコーヒーフィルターから溢れ出してしまうことになる。つまり，この状態が心の病気の発症だと捉える。

　これを患者に説明する際には，病気にかかりやすい人も病気にかかりにくい人も「**みんな同じ容量の人間**」であることを強調する。また，なぜ心の病気を発症する人とそうでない人がいるのかについて説明する際は，ストレスを溜めやすい広い間口のコーヒーフィルターをもつ人か，狭い間口のコーヒーフィルターをもつ人かの違いによることを強調し，これが**個性の違い**であると伝える。全ての人は個性が異なるため，たとえ複数の人が同じ程度のストレス環境の中で生活したとしても，心の病気を発症する人とそうでない人が現れると説明する。

　先行研究の結果によると，心理教育は，患者に医療者を信じるか信じないか，薬に頼るか頼らないか，生活に服薬を組み込むか組み込まないか，などについて考え始めるきっかけを与えるアプローチだと考えられる。したがって，心理教育を運営する看護師は，単に患者への情報提供をするだけでなく，患者が服薬の継続，環境の調整，リハビリテーションについて主体的に考えて行動に移す過程で，少しずつ自らの力でコーヒーフィルターの間口を狭めることができるように，患

者の苦しみを理解しようとする姿勢と，不安定な自我に保護的に関わる姿勢が必要である。

B 実施前に行うこと

1 会場準備

①当日,開始30分前には準備を開始する
②場所は,個室(面会室,カンファレンスルームなど)とする
③ホワイトボードを前にして,U字になるよう椅子を配置する。できれば中央にテーブルを用意する
④患者を迎える:セッション開始約10分前から,会場にBGMを流す

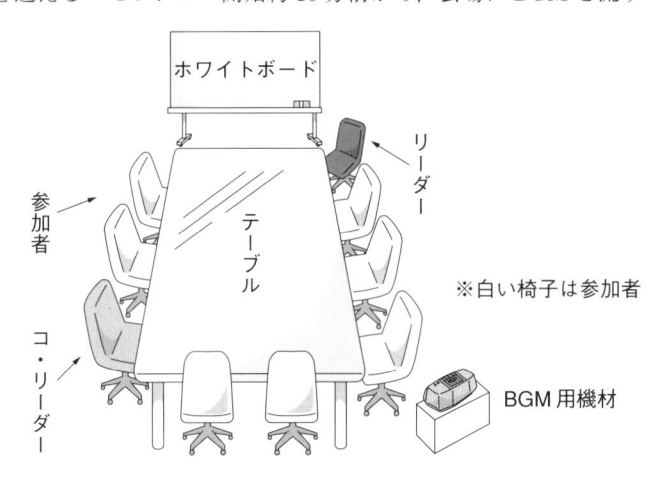

2 必要物品と数

ホワイトボード(1),患者用パンフレット(参加者数),ポスター(ルール,進め方,コーヒーフィルターモデルの図,治療の経過の図)。

3 参加者の情報収集

毎回の事前準備:毎回のセッションを開始する前には,参加者の生活状況および精神状態に関する情報を看護記録・診療記録と看護スタッフから収集する。

C 実施中に行うこと

1 プログラムの流れを明確にしておく

①**オリエンテーション**（10分程度）：目的，ルールの説明，最近の良かったことや楽しかったこと
②**情報提供＆質疑応答**（30分程度）：テキストに従う
③**話し合いのテーマ**：セッション毎に設定しているテーマで話し合う
④**まとめ**：本日のセッションの感想を一人ずつ述べて，グループで共有する

2 実施者の姿勢

①患者が，伝えたいことをうまく言葉にできず時間を要しても，患者が言葉で伝えようとしている努力を認め，決して焦らすことなくじっくりと待つ
②患者の話をよく聞いて，患者がもっている力（患者の良いところ）を発掘する
③患者が「自分にもできそう」と思えるように援助する
④患者が他者と経験を共有することで，他者から学んだり，「自分一人じゃない」と思えるように援助する
⑤患者が自分にとっての生活上の困難に気づき，主体的に解決することを手伝う
⑥患者は，"経験者として障害を最もよく知る専門家"であることから，真摯な姿勢で経験談を教えてもらう

3 実施者の諸注意

「病名不問の原則」に従う：看護師版心理教育プログラムの参加条件では，患者が病名を告知されているか否かを問わない。したがって，実施者はセッションを運営している時に患者から病名を尋ねられることがある。そのような場合，実施者は「主治医に聞いてください」と対応する。

4 実施者（リーダー）としての介入技術を用いる

a. 問題を共に扱うという相互作用の展開

対処法は，他者と共に問題や課題に取り組むという相互作用のなかで身に付くものである。したがって，次のように患者同士が経験を共有することによって，効果的に技能が獲得できるように支援する。

- 自分の感じている問題や課題を他者に伝え，そのことを他者がどのように考えるかを聞く
- 自分の知らなかった課題や問題を他者から学ぶ
- 他者の取り組み方と自分の取り組み方を比べる

b. 肯定的なフィードバック

患者が既に行っている対処に注目し，それがより強化されるように肯定的なフィードバックをする。リーダーによるフィードバックのポイントは，受信，処理，送信技能を活用することである。

1）受信：

対処の肯定的側面に着目する。患者が現在行っている対処の中から良い点，肯定的な側面を見つけ出し，将来効果的な対処行動に発展しそうな要素を高く評価する。そのためには，患者がやろうとしていることに注目すること，本人が見逃しているような小さな成果に注目して肯定的なフィードバックをすることが大切である。

2）処理：

対処をより効果的にするのに必要な行動を考える。現在の対処行動に何が加われば，その行動がさらに効果的になるかを考える。

3）送信：

見つけ出した効果的に対処するための行動を，患者が受け止めやすい言葉に置き換えてフィードバックする。具体的には，「いまできていることを少し変えるとさらに良くなる」とか，患者が行おうとしていることに役立つ手段として伝えること，好ましい変化が生じた時には患者の努力の結果だと伝えることである。

―― **具体例** ――

患者A：「周りの人が私の悪口を言っているように思えるものだから，夕飯の準備をするにも材料を買いに行くことができなくて，子どもに頼んで買ってきてもらっていたんです」

リーダー：「それだけ辛いときにでも，家族の食事の準備はしておられたのですね。それはすごいことですね。それから，食事の材料をお子さんに頼んで買ってきてもらおうと考えられたこともすごいことですね。Aさんとお子さんとが，しっかり協力して生活してこられたことがわかりますよ」

c. リフレーミングの技術

　リフレーミングとは，問題をより取組みやすいものへと意味づけしなおすフィードバックの方法である。これには，（1）話題（内容）のリフレーミング，（2）相互作用（関係）のリフレーミングの2つがある。

1）話題（内容）のリフレーミングのポイント

　患者が話してくれる問題の枠組みを変えて，リーダーの側からフィードバックしなおすことにより，問題を扱いやすくする技法をいう。ポイントとしては，①肯定的な表現へと言い換える，②要点をまとめる，③話しやすい話題へと言い換える，④情報を提供する，ことである。

a）コーピング・クエスチョンの技法

　これは，リフレーミングの技法であり，言葉を用いて患者が行った対処の肯定的側面を見つけ出し，大きな問題を抱え，望ましい効果が得られなかった場合でも，何とか対処しようとしてきたこと自体を強調し，どのようにしてここまでもちこたえてきたのかを質問する。この技術は，問題が大きすぎて対処しきれない，絶望的で変化させることができないなど，問題の否定的側面を強く認識して身動きが取れなくなっている患者に有効だといわれている。

―― **具体例** ――

患者：「周りの人が私の悪口ばかり言っているように思えたから，家の外に出ること自体が怖かったんです。その辛い気持ちを旦那にわかってもらいたかったから話したんだけど，真剣に聞いてくれなかったから困らせてやりたいと思っ

> ているんです」
> リーダー:「それは，辛かったですね。それだけ辛かったのによく自分一人で耐えてこられましたね。ご自分ではあまり意識されていないかもしれませんが，とても素晴らしい努力をしてこられたのだと思いますよ。ここまでどのようにして耐えてこられたのですか？」

b）ドライ・ランの技法

　行動を用いて対処の肯定的評価を見つけ出す。患者の中には自分の行動を正当に評価することができず，期待どおりの成果が上がらない，自分は全くダメだなどと過小評価する人がいる。このような患者に対しては，言葉ではなく実際にどのような行動をとっているのかやって見せてもらい，言葉で伝えきれていない効果的な対処の側面に目を向けてフィードバックする。

> ― 具 体 例 ―
> 患者A:「今飲んでいる薬は眠気が強いので，眠気が少しですむような薬に換えてほしいんですけど，主治医の前では緊張するっていうか，遠慮するっていうか，とにかく言えなくて……。気が弱いのかな……僕は，ダメなんです」
> リーダー:「Aさんは，自分の気持ちを主治医に伝えようと努力しておられるのですね。自分で伝えようとされているその努力は，とても素晴らしいことだと思いますよ。さしさわりがなければ，私が主治医役をしますので，Aさんが診察を受けておられるときの様子をここで再現してくださいませんか？」
> 患者A:「はい。（と言って，うつむき加減で椅子に座り，ほとんど主治医と視線を合わせない。主治医からの問いかけには弱々しい声で話す）」
> リーダー:「そうですか。Aさんは，とても主治医に気を遣っておられるようですね？きっとこれまでから，自分のことよりも周囲の人のことに気を遣ってこられたのでしょうね」

＊対処行動の肯定的な側面を見つけるためには，コーピング・クエスチョンとドライ・ランを組み合わせると効果的である。

2）相互作用（関係）のリフレーミングのポイント

　"今，ここ"で患者間に起きていることに目を向ける。"今，ここ"に起きてい

ることに皆が関われるようにする，リーダーが迷っていることを皆に考えてもらうということである．患者は，他の患者の意見に対して共感的な対応や示唆に富む考えを述べ合うが，時に否定的あるいは攻撃的な発言をしたり，他の患者の話を聞こうとしない患者もいる．そのとき，看護師はグループ内での話し合いをどのように進めればよいのかと迷うことがある．このようなグループ運営に用いるリフレーミングを，次に紹介する．

具体例

患者A：「先生は，退院してからもしばらく薬を飲み続けたほうがよいって言うけど，退院してこれまでのように仕事をするようになると，やっぱり飲み忘れてしまうんじゃないかと心配です．薬を飲み忘れない良い方法ってあるのですか？」

患者B：「入院しているとすることがないから退屈で退屈で……暇つぶしの方法がないかな？」

リーダー：「"Aさんは退院後に，薬を飲み忘れない良い方法"について，Bさんは"入院生活での暇つぶしの方法"について話されていますね．どちらも大切な内容ですが，今日はどちらの話をするか皆さんで考えてください」

---

d. モデリングの技術

　他人の考え方を手本として観察し，その手本をまねる学習方法をいう．これは，単にリーダーの示した手本を患者がまねるという一方向の関係ではなく，患者自身の問題への関わりという相互作用が含まれる．つまり，患者はまねることを通じて問題にかかわるという主体的な働きかけが大切となる．モデリングの目的は，手本どおりに振る舞えることではなく，手本を通り越して，患者自身がそれぞれの現実の中で起こる問題に対処しやすくなることにある．モデリングの際に，手本どおりのまねをすることが負担になったり，上手にまねることができるか不安になるようでは，良いモデリングとはいえない．したがって，モデリングの内容は御仕着せでなく，個々の患者のニーズ，技能，力量に合わせて，リーダーと患者とが相談しながらモデルをつくり上げる相互作用が大切である．

―― **具 体 例** ――

患者A：「先生は，退院してからもしばらく薬を飲み続けたほうがよいって言うけど，退院してこれまでのように仕事をするようになると，やっぱり飲み忘れてしまうんじゃないかと心配です。外泊した時だって，朝食後の薬を飲み忘れたまま外出して，外出先で思い出したんだけど薬を持っていなかったから，1回分飲まなかったんです。」

リーダー：「これまでの生活に戻るとそのようなことがあるかもしれませんね。Bさんもお仕事をされていますが，Aさんが心配されているようなことを経験されましたか？」

患者B：「はい，ありますね。病気するまでは，薬を飲む習慣なんてなかったから，会社に薬を持って行くのを忘れることが多かったですが，これではダメだと思って，必ず会社に持って行くカバンを決めておいて，昼の薬を入れておく場所と予備の薬を入れておく場所を決めて確認するようにしていました」

D 実施後に行うこと

1 看護スタッフへの報告

　セッション終了後は，参加者の肯定的な発言や，否定的あるいは攻撃的な発言，精神症状の変化を含む，セッション内での患者の状況について看護スタッフに報告する。
　　　　　　　　　　　　　　　　　　〈用紙 2-①：参加状況報告書〉

2 チームアプローチの代用方法

　本プログラムは看護師が行う心理教育であることから，心理教育で大切にしなければならない学際的なチームアプローチの部分はセッション以外の場で行うこととする。すなわち，リーダーは，セッション中に患者が語る内容に注意し，それがセッション内で解決できないと判断した場合は，病棟看護師に情報提供するとともにその内容を解決するにふさわしい専門職に橋渡しすること依頼する。ただし，患者には，事前に該当する専門職に相談する希望の有無を確認し，希望する患者のみを専門職へと橋渡しする。
　　　　　　　　　　　　　　　　　〈用紙 2-②：チームアプローチ依頼票〉

［例］
- 治療そのものや退院希望に関する内容　→　**主治医へ**
- 薬の作用機序などに関する内容　→　**薬剤師へ**
- 社会福祉制度や社会復帰施設に関する内容　→　**ソーシャルワーカーへ**

3 セッション全体の評価

　毎回のセッション終了時には，以下の点からグループ運営を振り返り，評価することにより，反省点は次回のセッションの運営に生かす。
　　　　　　　　　　　　　　　　〈用紙 2-③：グループ学習会評価ノート〉

［評価の視点］
①患者に対してわかりやすく情報提供できたか
②患者の考えを引き出すことができたか

③患者はリラックスしていたか
④患者が自由に語れる雰囲気であったか
⑤患者がセッションの内容に興味を示したか　など

E 参考資料:『薬の作用と副作用について』

「薬の作用と副作用について」のセッションを進める際の参考資料として,主な薬剤の種類を挙げています。

1 精神安定薬

このお薬は,イライラする,精神的に疲れる,恐怖感,絶望感,人の声が聞こえる,見えないものが見える,ありえないことを考える,考えが空っぽになる,時間の感覚がなくなる,などの症状を改善してくれます。

【種類】	
ウインタミン	ハロステン
エミレース	ピーゼットシー
グラマリール	ヒルナミン
ケセラン	フルメジン
コントミン	プロピタン
スピロピタン	メレリル
セレネース	バルネチール
ドグマチール	レボトミン
ニューレプチル	ロドピン
ジプレキサ*	**リスパダール***
セロクエル*	**ルーラン***など
*新しいタイプのお薬です。	

【副作用】
口が乾く,眠気,体がだるい,よだれが出る,便秘,排尿がしにくい,さっさと行動できない,歩きにくい,しゃべりにくい,食欲不振,胃のむかつき,立ちくらみ など

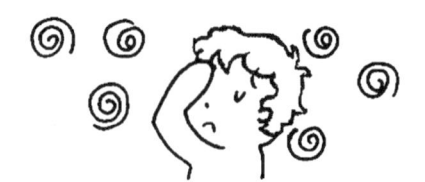

2 抗不安薬

　このお薬は，不安になる，緊張する，イライラする，などの症状を改善してくれます。

【種類】		【副作用】
コンスタン　　デパス		眠気，ふらつき，体がだるい
コントロール　　バランス		など
セパゾン　　ホリゾン		
セルシン　　セレナミン		
ソラナックス　　ワイパックス		
メイラックス　　リーゼ　など		

3 抗うつ薬

　このお薬は，気分が沈む，意欲が出ない，食欲がない，などの症状を改善してくれます。

【種類】
アナフラニール　　トフラニール
アモキサン　　トリプタノール
イミドール　　**トレドミン***
テシプール　　**パキシル***
テトラミド　　**デプロメール***
ルジオミール　　**ルボックス***
ドグマチール　　など
　　　*新しいタイプのお薬です。

【副作用】
眠気，排尿がしにくい，便秘，立ちくらみ　など

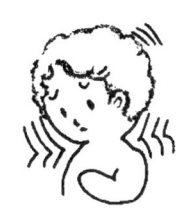

4 睡眠薬

　このお薬は，夜中に何度も目が覚める，寝つきが悪い，朝早く目が覚める，などの症状を改善してくれます。そして，ぐっすりと眠れるようにしてくれます。

【種類】		【副作用】
アモバン　　　　ブロバリン		眠気，ふらつき　など
ハルシオン　　　リスミー		
レンドルミン　　ドラール　など		

5 抗パーキンソン薬

　このお薬は，精神安定薬による副作用を予防したり改善してくれます。

【種類】		【副作用】
アキネトン　　　ドパゾール		食欲低下，胃のむかつき　など
エフピー　　　　ドプス		
シンメトレル　　ネオドパストン		
タスモリン　　　パーロデル		
ドパール　　　　マドパー		
ドパストン　　　メネシット　など		

〈用紙2-①〉

〈参加状況報告書〉　　　（No.　　）

	年　月　日（　）
セッション（　）回目　時間（　：　）〜（　：　）参加者数（　）人	
（　）グループ目　　報告者氏名	
患者様氏名	報告内容

〈用紙 2-②〉

〈チームアプローチ依頼票〉　　　（No.　　）

　　　　　　　　　　　　　　　　　　　年　月　日（　）

依頼する職種：主治医・薬剤師・ソーシャルワーカー・その他（　　　）

（　）グループ目　セッション（　）回目　時間（　：　）～（　：　）

患者様氏名（　　　　　　）　　報告者氏名

情報提供および依頼内容

〈用紙2-③〉

〈グループ学習会評価ノート〉　　　（No.　　）

年　月　日（　）

（　）グループ目　　セッション（　）回目　　時間（　：　）〜（　：　）

参加者数（　）人　　参加者氏名（　　　　　　　　　　　　）

【評価の視点】1）患者に対してわかりやすく情報提供できたか，2）患者の考えを引き出すことができたか，3）患者はリラックスしていたか，4）患者が自由に語れる雰囲気であったか，5）患者がセッションの内容に興味を示したか

あとがき

　執筆を終えた今，肩の力を抜きながら読み直してみると，自分自身の分析力や記述力の未熟さに気づかされる。その意味で，本書を手に取ってくださった方々には，読み難さや内容的な物足りなさを与えたかもしれない。この点については，現時点の私が出しきった力の結集であることをご理解いただき，今後の課題とさせていただきたい。

　それにしても，私の博士課程での学びや看護実践研究がこのような一冊の本になるとは，考えてもみなかっただけに何とも不思議な気持ちである。
　看護師として臨床で働いていた頃の私は，"いつか自分に病棟を任される日が来たら，自分が理想とする病棟を作りたい"と大きな夢を描きながら実践をしていた。その私が，今，こうして，その頃に考えもしなかった研究の仕事に就いているのであるから，それもまた不思議である。このような私が研究の仕事に就いているのは，私を研究の世界に導いてくださった八木彌生先生（現在，関西福祉大学看護学部）との出会いがあったからである。八木先生から受けた数々のご指導と温かいご支援がなければ，おそらく今の私は存在していないであろう。
　また，私に研究者としての基礎を授けてくださったのは，大阪府立看護大学（現在，大阪府立大学）大学院修士課程である。特に，お世話になった氏家幸子先生，青山ヒフミ先生，そして当時学長であった小島操子先生（現在，聖隷クリストファー大学学長）からは，修士課程で学ぶことの価値や研究者としての姿勢についても教えて頂いた。さらに，この大学院で故羽山由美子先生と出会い，精神科看護に特化した研究に拘泥することの素晴らしさを学んだ。そして，修士課程を修了した後の私は，当時，心理教育の研究に取り組んでおられた羽山先生からその基礎を学んだ。このように考えると，今の私が心理教育に関する実践研究をしているのは，羽山

先生との出会いと時に厳しいけれども温かいご指導があったからである。ご冥福をお祈りするとともに，ここに心理教育に関する私の看護実践研究の成果をこのようにまとめたことをご報告したい。

　さて，私が，看護師版心理教育プログラムの開発と評価に向けて本格的に取り組んだのは，聖路加看護大学大学院博士課程在籍中である。この大学院で学ぶ機会を与えられなかったなら，看護師版心理教育プログラムは開発できなかったであろう。幸運にも私は，博士論文作成過程において多くの先生方からのご指導を頂いた。

　田代順子先生には，博士課程における基盤教育としての理論看護学と看護学方法論を教授していただいたほか，博士論文作成過程においても親身になってご指導して頂いた。田代先生は，常に冴え渡る思考で的確なご指導をしてくださり，混乱の渦に巻き込まれてそこから脱出する術を持たない私に手がかりを与え続けてくださった。また，本書の作成においてもご協力頂いた。同大学の萱間真美先生には，インタビューやデータ分析方法，そして研究計画の作成過程においてご指導を頂いた。

　また，同大学の伊藤和弘先生には，質的研究におけるデータ分析やそれを記述する方法，そしてシンボリック相互作用論を理論前提とした論考について，とても丁寧にご指導して頂いた。同大学の中山和弘先生には，トライアンギュレーションによる成果が出せるように，本研究の特徴を生かす統計解析方法のご指導を丁寧にして頂いた。

　本書にお言葉をいただいた久留米大学医学部精神神経科学教室の前田正治先生には，精神科における心理教育の第一人者としてのお立場から，数々の貴重なご指導を頂いた。前田先生には，プログラム開発過程から博士論文が完成するまでずっと支えていただいた。

　以上の先生方には，本当にお世話になったことをこの場を借りて深く感謝申し上げるしだいである。

　さらに，本研究を遂行するにあたり，快くフィールドを提供して頂いた医療施設長様ならびに看護部長様，本プログラムに参加して下さった療養中の患者様，修士課程や博士課程で共に学んだクラスメイト，常に応援し

てくれた友人，そして元研究室の仲間であり，研究活動や本書の出版に向けて惜しみなく力を貸してくれた河野あゆみさんに心より感謝する。

　本書の出版に向けては，金芳堂の宇山閑文編集長からの絶大なるご支援を受けた。宇山氏のご支援がなければ，看護師版心理教育プログラムが本になることなどなかったと思う。心から感謝申し上げる。

　最後に，人生の線路は自力で引きながら進むものだと教えてくれた両親と，それに立ち向かう私を応援してくれたきょうだい，そして，長年に渡って学業生活を送る私を常に支えてくれた妻，研究に行き詰る私を察知して，「おまもり」や「メッセージカード」を作って力を与えてくれた私の子どもたちに感謝したい。

　なお，本書の基になる研究は，科学研究費補助金若手研究B（13771482）および科学研究費補助金基盤研究（C）（一般）（18592415）を受けて実施した研究の一部であり，聖路加看護大学に提出した博士論文の一部である。

　平成20年9月26日

松 田 光 信

索引

■ A～Z ■

Anderson, C. M.　21, 26
Blumer, H.　75, 76, 143, 144, 146, 147, 150, 151, 152, 153
BPRS　83, 137, 138, 139, 140, 141, 142, 156, 157
Hogarty, G. E.　21
KIDI　83, 135, 136, 137, 140, 141, 142, 154, 155, 156, 157
Liberman, R. P.　2
Mead, G. H.　75, 76, 151, 152, 160
SST　2, 25, 26
WPA　2, 158

■ あ 行 ■

アドヒアランス　3, 15, 16, 17, 18, 19, 20, 27, 146
　——の焦点　16
　——のモデル　16, 20
一般化された他者　76, 144, 146
エキスパートコンセンサスガイドライン　2, 158
エンパワーメント　1, 3, 4, 6, 7, 8, 12, 13, 18, 20, 25
　——効果　3, 22

■ か 行 ■

解釈過程　75, 76
会場準備　33
概念分析　4, 13, 18
概念枠組み　78
看護におけるエンパワーメント　4, 12, 13, 18
「看護におけるエンパワーメント」の概念モデル　5, 19
患者教育　24, 149
客我（me）　76, 144, 145, 146, 151, 152, 160, 161
薬の作用と副作用　32, 42, 57, 60, 61, 78, 102, 107
グループアプローチ　29
グループ学習会評価ノート　40, 41
経験世界　74, 75, 77
健康チェック用紙　62, 64, 65, 67
健康的な生活を送る方法　63, 78
行為者の見地　76, 77, 144
行為理論　75
抗うつ薬　43, 57, 59
高額療養費制度　66, 70
行動の変容　7
抗パーキンソン薬　44, 57, 60
抗不安薬　43, 57, 59
コーヒーフィルター・モデル　30, 32, 34, 53, 159
コーピング・クエスチョン　37, 39
心の病気とストレス　30, 32, 51, 78
心の病気の症状　31, 45, 68, 78
個別ケア　29
コンプライアンス　16, 146

■ さ 行 ■

作業所　69, 72
サブストラクション　80
参加状況報告書　40, 41
参加上のルール　47

自我論　76
実施者の姿勢　35, 162, 163
実施者の諸注意　35
疾病薬物知識度調査　83, 135, 154
社会生活技能訓練　2
社会的スティグマ　145, 149
集団ケア　29
主我（I）　76, 144, 145, 146, 151, 152, 160, 161
受信　36, 149
主体的意識　16
障害年金　72
処理　36
自立支援医療費　66, 71
シンボリック相互作用論　74, 75, 76, 77, 143, 144, 150
心理教育の対象　22, 23
心理教育の定義　21, 22, 163
心理教育の源　21
睡眠薬　44, 57, 60
スティグマ　2, 7, 8, 27, 145, 153
ストレス—脆弱性仮説　30, 32, 53
生活スタイル見直し用紙　70
生活保護　72
脆弱性　23
精神安定薬　42, 44, 57, 58, 59, 60
精神科看護におけるエンパワーメント　18
精神科リハビリテーション　1, 2, 3, 26
精神障害者保健福祉手帳　71
精神病後抑うつ　149
世界精神医学会　2
相互作用モデル　24
送信　36, 37

■た 行■

単一プログラム　26, 27, 156
地域活動支援センター　66, 69, 72

チームアプローチ依頼票　40, 41
治療者の姿勢　21, 163
治療モデル　24
デイケア　11, 66, 69, 72, 115, 117, 124
ドパミン仮説　23
ドライ・ラン　38, 39
トライアンギュレーション　79

■な 行■

ナイトケア　66, 69, 72
二極化　1
認識の変更　7

■は 行■

悲嘆　147
否認　147, 148
評価研究　26, 27, 156
病名不問の原則　35, 161
フィードバック　36, 37, 38, 48, 49, 64, 70, 77, 84
複合プログラム　27
福祉工場　72
服薬と病気の受け止め　31, 74, 78, 82, 84, 87, 88, 90, 104, 106, 108, 122, 128, 129, 130, 143, 146, 147, 149, 152, 154, 156, 158, 160, 162, 163, 165, 166
服薬内容記入用紙　56
プログラム作成上の留意点　31
プログラムの構造　32, 161
包括的精神症状評価尺度　83, 137, 156
訪問看護　72
保健福祉制度　70, 126

■ま 行■

モデリング　39, 40

■ら 行■

リフレーミング　37, 39

[著者略歴]

松田光信（まつだみつのぶ）
京都府出身　社会福祉法人京都桂病院附属看護専門学校卒業と同時に，佛教大学社会学部へ進学・卒業（社会学学士）。その後，大阪府立看護大学大学院看護学研究科修士課程修了（看護学修士），聖路加看護大学大学院看護学研究科博士課程修了（看護学博士）。

〈職歴〉
　看護師として，精神科単科病院（主に急性期病棟）で9年間勤務した後，総合病院血液内科病棟で造血細胞移植を受ける人々への看護に携わる。その後，教育界に身を移すことになり，滋賀県立大学看護短期大学部助手，岐阜県立看護大学精神看護学講師，福井大学医学部看護学科精神看護学准教授を経て，現在，本年4月に開学した神戸常盤大学保健科学部看護学科精神看護学教授。

〈著書〉
　看護理論のケアへの活用（金芳堂・共著），実践精神科看護テキスト13　精神科薬物療法看護（精神科看護出版・共著），根拠がわかる精神看護技術（メヂカルフレンド社・共著）など。

看護師版［統合失調症患者］
心理教育プログラムの基礎・実践・理論
〜看護実践研究，質的・量的研究の成果〜

2008年12月1日　第1版第1刷発行　　　　〈検印省略〉

著　者　　松　田　光　信
　　　　　Matsuda, Mitsunobu

発行者　　市　井　輝　和
印刷所　　創栄図書印刷株式会社
製本所　　株式会社　兼文堂

――― 発 行 所 ―――

株式会社　金芳堂

京都市左京区鹿ヶ谷西寺ノ前町34　〒606-8425
振替 01030-1-15605　　電話(075)751-1111(代)
http://www.kinpodo-pub.co.jp/

©松田光信，金芳堂，2008
落丁・乱丁本は小社へお送りください。お取替えいたします。
Printed in Japan

ISBN4-7653-1363-6

JCLS 〈㈱日本著作出版権管理システム委託出版物〉
本書の無断複写は著作権法上での例外を除き禁じられています。複写される場合は，そのつど事前に㈱日本著作出版権管理システム（電話 03-3817-5670，FAX 03-3815-8199）の許諾を得てください。